이 책이 많은 사람들에게 읽혀 이 시간에도 고통스러운 병마와 싸우고 있는 환자들과 이들을 위해 최선을 다하고 있는 의료진들과 환자 가족들에게 큰 용기와 희망을 주는 계기가 되기를 바랍니다.

_____ 님께

_____ 드림

내 안의 의사가
진짜 의사

내 안의 의사가
진짜 의사

2021년 3월 24일 1판 2쇄 발행

저　　자	박병준
발 행 인	이승수
발 행 처	도서출판 의학서원

등록번호	제406-00047호
주　　소	인천광역시 연수구 송도미래로 30 (송도동) 스마트밸리 지식산업센터 D동 504호
	Tel 032) 816-8070/1　　Fax 032) 837-5808
홈페이지	www.dhsw.co.kr

정　　가	15,000원
ISBN	978-89-93153-44-6　03510

저작권법에 의하여 무단전재와 무단복제를 금합니다.
이를 위반할 시에는 처벌을 받게 됩니다.

암 파킨슨병 성인병 난치병 환우를 위한
의학의 혁명 **흡선치유법**

내 안의 의사가
진짜 의사

박병준 지음

Contents

프롤로그 _ 6
추천의 글 _ 10
축하의 글 1 _ 14
축하의 글 2 _ 15
머리말 _ 18

1부 이론편

흡선치유법이란? _ 26
부항치유법의 역사 _ 33
독소의 정의와 독소제거를 위한 외국의 방법들 _ 41
흡선치유법의 원리와 과학적 근거들 _ 77
부항요법, 사혈요법, 발포요법, 흡선치유법의 비교 _ 85
흡선치유법 3단계 _ 89
흡선치유법 시행 시 나타나는 반응들 _ 105
시술 시 주의사항 _ 111
금기사항 _ 116
연구과제 _ 120
치유 후 올바른 관리방법 _ 138

2부 실제편 I

난치성 동맥류로 인한 다리 부종, 퇴행성 디스크 _ 142

파킨슨병 _ 144

경추 추간판 파열 _ 146

뇌진탕 _ 147

난치성 견배통 _ 149

은진(피부알레르기, 두드러기) _ 150

다발성 자궁근종 _ 152

오십견 _ 155

구안와사 후유증 _ 157

부정맥, 만성 쥐내림, 만성 두통 _ 159

역류성 위염, 신경성 위염, 원인 불명성 옆구리 통증 _ 161

대장암 _ 163

갑상선기능저하증 _ 166

턱관절 장애 _ 169

담도암 _ 172

협심증 _ 175

요추디스크 _ 177

제1형 당뇨와 신부전 _ 180

비문증 _ 183

3부. 실제편 Ⅱ

협심증 _ 188

목 디스크 _ 189

이명 _ 190

대장암 _ 191

류마티스관절염 _ 192

무릎관절염 _ 193

타박상 _ 194

위궤양 _ 195

발목 염좌 _ 196

골다공증 _ 197

위장병 _ 198

위하수증 _ 199

간경화 _ 200

뇌경색 _ 201

4부 환우들의 글

어깨통증 _ 204

나의 치료 체험기 _ 205

치료 1년 8개월 _ 208

새로운 세상을 살게 되었다 _ 211

부정맥이 치료되다 _ 212

5부 부록

흡선치유법 FAQ _ 216

저자의 흡선치유법 시행 일지 _ 231

영문요약(english abstract) _ 287

일문요약(日文要約) _ 296

참고문헌 _ 301

독소 및 질환별 사진 _ 305

프롤로그

증상은 언제나 손가락부터 시작되었다.
얼굴과 귀가 붉어지고 열이 올랐다.
쌍패탕(雙敗湯)을 먹고 정확히 2시간이 지나면서부터는
누에만한 알레르기가 나오기 시작했다.
오늘은 진료하기 힘들 것이다.
아니 어쩌면 며칠 휴진해야 할지 모른다.
이제는 온몸이 가렵다. 빨리 선택을 해야 한다.
근처 내과로 가야 하나? 아니면 종합병원 응급실로 가야 하나?
병원들의 진료 마감시간이 임박해서 결정하기 어렵다.
이제는 눈이 잘 보이지 않는다.
간호사들에게 마무리를 부탁하고 3층의 집으로 올라가는데
호흡까지 거칠어지고 갑자기 숨쉬기가 힘들어진다.
이것은 이전에 없던 증상이다.
간신히 문을 열고 들어가는데
이제는 아무것도 보이지 않는다. 그저 흐릿하다.
놀란 아내가 나를 부축하지만 몸이 무너져 내린다.
몇 차례 경험해본 아내가 상황판단을 빨리하여
119에 전화 거는 소리가 희미하게 들린다.
의식을 잃지 않으려고 자꾸 말을 하려 해도
알 수 없는 '웅 웅……' 하는 소리밖에 나오지 않는다.
일전에 응급실에 실려갔을 때
한의사를 바라보는 의사들의 시선에 초라해하던 내 모습이
떠올라 마음이 또 우울해진다.

하지만 대안이 없다. 구급차의 사이렌 소리가 들리더니
학부과정에서 응급실 실습 때 들었던 급한 발걸음 소리가 들린다.

"무슨 일입니까? 왜 쓰러졌나요? 이전에도 그랬습니까?"
119 구급대원의 질문들에 대답하는 아내의 목소리…
"아빠 왜 그래?"
5살 딸 아이의 목소리만 미미하게 들린다.
숨쉬기가 더 힘들어진다.
덜컹 소리가 나면서 갑자기 숨쉬기가 편해진다.
아마도 산소호흡기 때문이리라.
5분 거리 응급실까지의 거리가 멀게 느껴진다.
연락받은 응급실 의료진이 신속하게 움직인다.
주삿바늘의 피부 접촉과 혈관까지 도달하는 감촉이
거의 무감각하게 느껴진다.
숨쉬기가 조금 나아진다.
갑자기 온몸이 떨리기 시작한다.
무섭게 오르던 열감은 사라지고
터질듯하던 풍선이 갑자기 바람 빠지듯 온몸이 수축된다.
아마도 스테로이드와 항히스타민 주사의 반응이리라.
온몸의 가려움증이 스멀스멀 가라앉으면서
죽음에 대한 두려움도 사라져간다.
하지만 '언제까지 원인 물질도 모른 채
이런 상황을 반복해야 하는가?' 하는 불안감은

프롤로그

여전히 가슴을 옥죄어 온다.
한의사가 한약을 먹지 못하게 된 것에 대한
서글픔이 몰려온다.
응급실 의사는 반드시 하루 저녁 경과를 지켜보아야 한다며
퇴원을 만류할 것이다.
담당의로서는 당연한 조치이다.
나는 늘 겪어오던 상황이어서 이제는 집으로 가려고 할 것이다.
결국은 주의사항과 양약을 받아들고
조금이라도 이상이 있으면
바로 오겠다는 다짐을 한 후 집으로 돌아온다.
내가 걷고 내가 숨 쉬고 있다.
의료진에 감사하다.
다시 땅을 딛고 서서 하늘을 올려다볼 수 있음에 감사하다.
그러나 너무 허무하고 나 자신에게 무력하다.

벌써 새벽 2시다.
아내와 딸과 간호사들에게
한의사로서 얼굴 들기가 어렵다.
나의 환자들에게는 특히 더 그렇다.
"지 몸 하나 치료도 하지 못하는 주제에
 무슨 난치병 치료한다고…"
하는 비아냥거림이 날카로운 비수가 되어 나의 마음을 찌른다.

진정한 치유란 원인물질에 접촉하여도
증상이 나타나지 않게 하는 것인데...
언제까지 이렇게 실려 가야 하는가?
언제까지 이렇게 불안 속에 살아야 하는가?

이 지긋지긋한 알레르기를 치료할 방법은 도대체 무엇인가?
나와 같이 고생하고 있는 환우들,
암과 같은 난치병으로 고생하고 있는 환우들에게
진정으로 도움이 되는 방법은 무엇인가?

추천의 글

'성공은 주어지는 것이다. 성공하는 사람은 기회를 얻었다. 물론 그들에게는 그 기회를 움켜잡을 힘과 마음가짐이 있었다.'

이는 말콤 글래드웰이 『아웃라이어』라는 책에서 언급한 내용이다. 성공한 사람들은 하루 세 시간씩 하루도 빠짐없이 10년을 노력하여 그 결실을 이룬다는 '만 시간의 법칙' 역시 그의 말이다.

동양에도 많은 유사한 고사성어가 있으나, '盡人事待天命(진인사대천명)'이 같은 의미로 단지 숫자적인 표현만 다를 뿐 내용과 철학에 있어서는 궤를 같이하고 있다고 생각된다.

본인은 '만 시간의 법칙'과 '盡人事待天命'이라는 단어를 접할 때 문득 생각나는 몇 사람이 있다. 그중에 한 사람이 박병준 원장이다. 우스꽝스러운 현실이지만 나는 그의 지도교수이다. 학부시절 같은 학번이었지만, 임상과 기초라는 교육 시스템 아래서 운명이 바뀌었다. 매사 겸손하고 신중한 그야말로 학자이자 선비 타입이면서도 다른 사람들과는 생각이 다른 독특한 면을 지니고 있다.

대부분 한의사들은 임상에 입문하면서 기존의 치료 방식을 중심으로 한 연착륙 방식을 택한다. 특정 질환이라 해 보았자 피부, 관절염, 위장장애, 당뇨 및 고혈압 등 학교에서 나름대로 정리된 내용을 중심으로 임상에 임하는 것이 대부분이다.

그러나 박 원장은 학부 때 접근하지 않는 분야에 대하여 남다른 관심과 노력을 해 온 사람이다. 몇 년 전에도 '파킨슨병'에 대한 심도 있는 문헌 및 임상 연구를 통하여 책을 저술한 바 있다.

이 분야 역시 대학병원을 제외하고 임상에서 이를 연구하는 한의사는 극소수이다. 이번 책 주제 역시 독특한 영역으로, 소위 난치성 질환에 대하여 하나의 치료 방법 혹은 대안을 제시하였다는 점에서, '역시 박 원장이구나!' 하는 생각이 들었다.

지금 한의학계는 왜 난치성 질병에 걸리는가 하는 질문에 먼저 답안을 찾아내야 할 입장이다. 단순한 질병이야 한방이든 양방이든 어느 분야도 잘 치료한다. 문제는 생명과 삶의 질을 저하시키는 난치성 질환이다. 원인에 대한 제가의 다양한 견해가 있겠지만, 본인의 생각은 정신적 스트레스와 먹는 음식을 주원인으로 본다.

자기 밥그릇을 먼저 챙겨야 하는 복잡하고 각박한 사회생활로 인한 정신적 스트레스는 단순한 소화 장애에서부터 암에 이르기까지 매우 다양한 병을 유발한다. 여기에 불필요한 음식의 과량 섭취는 더욱 증상을 악화시키고 병리의 난해성을 제공한다.

본인은 많은 특강 중에 항상 수강자들에게 "주위에 굶어 죽은 분이 계시면 손들어 보십시오."라고 질문한다. 물론 극빈층에게 이 질문은 무례할 수도 있다.

그러나 소위 대중이라는 상대를 두고 이 질문을 하는 이유는 그분들 주위에는 굶어 죽은 사람이 거의 없기 때문이다. 대부분 과식하였거나 위해 요소가 많은 음식을 먹었기에 사망하는 확률이 높다.

최근 문제시되고 있는 성인병 대사성 질환의 이환율 상승은 이를 잘 증명해 주고 있다.

정신적 스트레스, 그리고 부적절한 음식물 섭취. 이 두 가지 원인으로 나타나는 공통적인 병리는 독소 형성이다.

한의학에서 독소라는 단어는 어혈(瘀血)과 담음(痰飮)을 포함한 매우 응축된 의미를 담고 있다. 우리의 몸은 이러한 독소에 방어할 수 있는 다양한 배출 시스템을 제공하는데, 그것이 바로 대변, 소변 그리고 땀이다. 이 세 가지로 인하여 인간은 항상성을 유지할 수 있으나, 문제는 이러한 배출 시스템이 제대로 작동하고 있지 않다는 것이다. 비정상적인 배출 시스템은 결국 우리에게 더 많은 독소를 유발하며, 이로 인해 체내에서 악순환이 일어난다.

이것이 난치성 질환의 주요 병리이다. 서양 의학적으로 면역계, 내분비계, 순환계, 신경계, 골격계 등의 복잡한 병리로 이를 설명하겠지만, 그것은 의료인들의 인식 체계일 뿐 대중들에게는 의미가 없다.

따라서 독소 배출에 대한 다양한 접근 방법은 건강수명을 향상시키는 데 필수이다.

이러한 점에서 흡선치유법은 매우 의미 있는 임상 방법이다. 가장 배출 면적이 큰 체표를 통하여 독소를 제거하는 방식은 간단하게 보이지만, 기본 원리를 충실하게 이해한 결과로 보여 진다.

이미 많은 한의사들이 '흡선요법'은 임상적으로 다양한 난치성 질환에 유의성이 있음을 보고한 바가 있고, 현재 본 연구실에서도 이에 대한 객관적 효능 분석을 위한 실험이 진행 중이다.

따라서 이번 박 원장 노력의 결실로 이루어진 『내 안의 의사가 진짜 의사』의 출판은 더 많은 한의사들과 대중들에게 흡선치유법의 치료학적 가치를 알리고, 이를 통하여 치료율 향상과 더불어 더 많은 임상 예를 확보할 수 있는 계기가 될 것으로 기대된다.

무엇보다도 한 권의 책을 저술한다는 것은 열정의 결과이자 성공하는 사람의 일관된 자세의 결과라는 점에서 박수와 더불어 존경의 뜻을 표하고 싶다.

대전대학교 한의과대학 교수
난치성면역질환의 동서생명의학연구센터 센터장
김 동 희

축하의 글 1

천명(天命)이로다.

나 강봉천이 1991년에 창시한 흡선치유법은 세상 모든 의학으로도 내 몸을 치료할 수가 없다는 상황에서 내 생명을 담보로 생체 실험을 거듭한 끝에 나온 최고의 의학이다.

이 민족의술로서 나와 같은 의료에 소외된 사람들에게 널리 보급하여 사람을 살리는 참의술로 완성되기를 소망해 왔다. 이런 뜻이 하늘에 닿았는지 하늘은 한의학자인 일보(一步) 박병준을 제자로 보내주어 돌팔이 의학으로 치부되던 내 의술을 명색이 한의학의 한 분야로 거듭나게 해주었다.

"아무도 거들떠보지 않은 이 길을 참고 와주어서, 학문으로 정리하여 주어서 고맙다. 내 의술을 아무런 의심이나 거리낌 없이 네 몸과 아내에게 먼저 실천함이 진정으로 병자들을 위함임을 내 알고 있다. 그리고는 수백 명의 병자에게 적용하여 병을 낫게 하고, 이제 그 실제를 낱낱이 기록하고 가다듬고 모아서 책으로 펴내니 하늘이 점지해 준 보배로다. 검증에 검증을 거듭하여 책의 이름에 '의학의 혁명'이라는 말이 들어갈 만큼이니 내 의술의 진수를 제대로 전할 수 있겠다."

이 어찌 하늘이 준 천명(天命)이 아니겠는가?
이 책이 질병으로 신음하는 모든 병자의 길이 되어
치유의 기쁨이 오대양 육대주에서도 함께 하기를 기원한다.

흡선치유법 창시자
형중(亨中) 강 봉 천

축하의 글 2

   3년 전 어느 여름날, 이 책의 저자로부터 흡선치유법 전수교육을 받고 싶으니 부산으로 오겠다는 전화 한 통을 받게 됩니다. 그 목소리가 워낙 결연한 터라, 혹시 하는 일이 무엇인지를 물어보았습니다. 잠시 머뭇거리던 그가 "현직 한의사입니다."라고 답했을 때 내심 달갑지 않았습니다.

   당시 저자는 '흡선치유법'이라는 기적의 민간요법을 전 국민의 가정건강요법으로 확산 보급하기 위해 한의원이라는 제도권 의료기관을 통해서 애써오고 있었습니다. 하지만 그 결과가 그리 탐탁지 않았던 터였습니다. 한때는 흡선치유법의 효과에 탄복한 한의사들이 실제 치료 임상에 적용한 적이 있었으나, 매번 치료 때마다 두 시간가량 소요되어 경제성이 결여되어 있는데다가, 병자의 체내에서 뽑아내는 수십 년간 삭혀진 노폐물을 감내할 간호사를 구할 수 없어 전국 한의원을 통한 파급 효과는 극히 미미할 따름이었습니다.

   저자 역시 그런 한의사들 중 한 사람일 것이라는 생각도 있었고, 순천에서 부산까지 찾아오리라고는 반신반의했습니다. 그러나 약속된 일자와 시간에 부인과 함께 나타난 그는 "어떤 의술이든 내 몸에 먼저 적용해보지 않고 어찌 병자들을 치료하겠습니까?"라는 분명한 소신을 피력하는 것이었습니다.

   ………
   ………

   그랬습니다.

저자의 프롤로그는 자신의 목숨을 위협했던 알레르기를 흡선치유법으로 극복하는 생생한 체험담을 담고 있습니다. 이후 그는 창시자인 강봉천 옹을 스승으로 모시고 구인회(救人會) 회장으로서 사람을 구하는 일에 뛰어들게 되고 수백 명의 병자를 흡선치유로 구해내는 일에 헌신해 왔습니다. 그 실제를 기록한 결과를 마침내 세상에 펼쳐내게 되니 한량없이 기쁩니다. 저자는 과학적인 탐구를 중요시하는 분입니다.

과학을 가치판단의 기준으로 삼는 분들에게는 그분들의 언어로 설명하려 합니다. 그러면서도 과학만을 앞세우는 의학에는 미래가 없음을 알기에 초과학적인 치유분야도 존중합니다.

흡선치유 시술 중 체외로 분출되는 노폐물에 대해 과학적으로 검증하자는 주장을 강하게 펴는가 하면, 한편으로는 검증 이전에 경험으로 관찰하고 임상으로 입증한 후 치료에 적극 활용함으로써 치료는 병자를 낫게 하는 것 이외의 그 무엇도 되어서는 안 된다며 과학을 뛰어넘어버리는 그의 자세가 그러합니다.

오늘의 이 책이 나오기까지 숨겨진 아픔이 많았습니다.

저자와 같은 인재를 발탁하여 모셔오기 위해 기득권에 안주하는 기존 제자단과의 마찰이 불가피했고, 아집과 편견의 틀을 깨뜨려 나가야 했으며, 그 과정에서 학회 해체를 결행하고, 일부 제자단을 퇴출시키는 비극까지 겪어야 했습니다.

그러나 한편으로 저자가 이끄는 영진한의원의 간호사들은 꿋꿋이 저자를 보필하며 흡선치유법으로 병자 구료의 일선을 도맡으며 힘든 시술을 마다치 않고, 노폐물을 묵묵히 받아내며 병자들의 노폐물이 뿜어내는 폐기(廢氣)를 호흡했을 것입니다. 눈물겹고 가슴이 벅차오릅니다.

  정부와 학계에 무시되고 핍박받아 사장되고 말지도 모르는 우리 민족 고유의술 '흡선치유법'이 이제 저자에 의해 '의학의 혁명'이라는 미명 하에 새로운 치유법으로 발돋음하고 있습니다.

이 책의 발간을
가슴 벅차오르는 울컥거림으로
경하(慶賀)드립니다.

강봉천 옹의 수제자
일천(一天) 이 현 기

머리말

파킨슨병 환우들과 함께하면서 불안과 고통을 해소시키고
부족한 점을 보완할 만한 더 나은 치료법은 없을까
고민과 연구를 거듭해 왔습니다.
하지만 좋은 방법이 없어 참으로 답답하였습니다.

바른 식생활, 바른 음식조절, 바른 운동, 바른 한약복용,
그리고 환우 스스로 각 질환에 해당하는
혈자리를 자극하는 바른 지압요법이
어느 정도 효과를 발휘하고 있었으나
마지막 부분인 지압요법에 한계가 있었습니다.
그러던 중 우연히 흡선치유법을 접하고
그 내용을 면밀히 검토하게 되었습니다.
모든 내용이
저자가 느끼는 한계를 극복하게 해 줄 가능성을
확연하게 나타내 주고 있었습니다.
또한, 환우들이 이를 이해하여 받아들이기 용이하고
보호자가 쉽게 도움줄 수 있는 방법이어서
신뢰가 가게 되었습니다.

그래서 바로 흡각요법강론을 저술하신 이현기 님을 찾아뵙고
흡선치유법을 바로 저자 몸에 적용시켜보았습니다.
(흡각요법은 흡선치유법이라는 명칭으로 변경됨)
직접 경험해 보지 않고

어찌 환우들에게 그 모든 부분을 설명할 수 있겠습니까?
지병으로 앓고 있던 계피(육계, 계지)에 대한
전신 알레르기가 저자의 큰 문제점이었습니다.
현대의학에서는
증상발현 시 스테로이드제나 항히스타민제를 투여하면
증상이 사라지니 이를 치료로 인정하게 됩니다.
한편으로 이러한 완화작용을 나타내는
서양의학 치료가 있다는 것이 감사하기도 하였습니다.
하지만 원인물질을 평생 피하면서 살아가야 하고
자신도 모르게 음식 감미료 정도로 들어가 있는 계피와 접촉하면
전신 알레르기가 다시 재발하는 것을 어찌할 수 없음이
매우 안타까웠습니다.
그리고 무엇보다 난치병을 치료한다는 한의사가
한약도 복용하지 못하고
자신의 질병조차 고치지 못한다는 사실이
심히 부끄러웠습니다.

'만약 이러한 나의 난치성 질환이 흡선치유법으로 해결된다면
이보다 더 훌륭한 의학이 어디 있겠는가!',
'수많은 질병으로 고통받는 환우들에게 얼마나 큰 도움이 되겠는가!'
라는 희망이 차올랐습니다.
그래서 내친김에 서울에 계신 창시자님을 찾아뵙게 되었습니다.
'방법을 만드신 분을 직접 뵙는다는 것에 무슨 의미가 있는가?'라고

생각할 수도 있겠지만
진정으로 이 방법을 만드신 분이
자신을 위해서인지,
아니면 대다수 아픔을 겪고 있는 분들을 위해서인지
그 부분을 확인하고 싶었습니다.
서울 상도동에 위치한
창시자님의 청빈한 삶 속에서 불과 몇 시간이었지만
'이 분이야말로 진정한 의인이시며 그 뜻 또한 일치하는구나'
하는 존경과 확신을 갖게 되었습니다.

서울에서 내려온 후 약 8개월에 걸쳐
자신에게 1, 2단계를 실시하고
아내와 전 직원들에게도 흡선치유법을 실시하게 되었습니다.
아내는 수년 동안 고생해오던 피부소양증이 사라지게 되었습니다.
저자의 큰 문제점인 계피 알레르기도 어느 순간 사라지게 되었습니다.
원인물질인 계피가 들어간 처방약을 복용해도
증상이 나타나지 않는 것이었습니다.
진정한 치유가 이루어진 것입니다.
실로 이 사실은 의학의 한 혁명적 사건입니다.

난치병 중의 난치병인 전신 알레르기가
증상의 일시적 완화가 아닌
완전 쾌유를 얻어낸 것이기 때문입니다.

직원들은 특별한 질환은 없었지만
향후 시술받을 환우들의 심리적, 육체적 상황을
이해할 수 있어야 하기에
모두 자발적으로 동참하게 되었습니다.
이러한 신뢰를 바탕으로
흡선치유법을 내원 중인 난치성 질환 환우들에게 적용하게 되었습니다.
2011년 흡각요법이라는 명칭에서 흡선치유법으로 개명한 후
적용 가능한 환우들에게 시술하게 되었으며
지금까지 다수의 난치성 질환이 치유되고 있습니다.

현재 흡선치유법은 한방건강보험요양급여의 유관법, 다관법에
해당하지만 실제 그 수고로움은 수십 배에 달합니다.
그러나 그 상대가치는 너무나도 저평가되어 있습니다.
이러한 연유로 훌륭한 치유법임에도 불구하고
한의사들의 적극적인 활용이 저조한 형편입니다.
치유 과정 중 나오는 노폐물의 과학적 분석과
이에 대한 논문발표, 조금 더 객관화된 시술 매뉴얼 등을 바탕으로
재평가가 이루어져야 할 것입니다.

인체에는 자연치유력이 있습니다.
그런데 심신의 과로와 부적절한 양생(養生)이 원인이 되어
몸 안에 독소가 쌓여 온몸이 혼탁해집니다.
그러면 가장 약한 부위에서부터 질병의 싹이 자라나기 시작합니다.

그 작은 싹이 자라
몸의 한 부분을 망가뜨리게 되는 것이 질병입니다.
그런데 그 싹만 죽이는 제초제만 사용하면 어떻겠습니까?
그 나쁜 싹을 잘라버리면서 동시에
혼탁해진 몸을 맑게 정화해서
인체 스스로 가지고 있는 자연치유력을 되살려
근본적으로 치유해야 되지 않겠습니까?

인간은 자연에서 멀어질 때 질병에 걸리고,
자연과 하나될 때 비로소 건강해집니다.
흡선치유법은 자연의 섭리에 순응한
자연치유법이며 건강 자체입니다.

한민족 전통의술을 계승한 흡선치유법이
질병에 신음하는 환우들에게 희망이 되고
의료인들에게는 질병을 치유하는 훌륭한 도구가 되어
대한민국을 넘어 전 세계의 환우들에게
치유의 기회가 되기를 기원합니다.

일보(一步) 박 병 준

이론편

01

흡선치유법이란?

부항치유법의 역사

독소의 정의와 독소제거를 위한 외국의 방법들

흡선치유법의 원리와 과학적 근거들

부항요법, 사혈요법, 발포요법, 흡선치유법의 비교

흡선치유법 3단계

흡선치유법 시행 시 나타나는 반응들

시술 시 주의사항

금기사항

연구과제

치유 후 올바른 관리방법

흡선치유법이란?

흡선치유법에서 흡선(吸腺)이란 땀샘(한선, 汗腺)을 흡착한다는 의미이며, 치유란 '내 안의 의사'를 깨우는 것입니다. 문제가 된 질병의 증상을 완화시켜 일시적으로 억제시키는 것이 아니라 그 원인을 제거하여 인체 스스로 가지고 있는 치유력을 복원시키는 것을 의미합니다. 즉, 흡선치유법이란 땀샘을 흡착하여 모든 질병의 원인인 독소를 제거하는 치유법입니다. 그 결과 새 생명으로 다시 태어나게 되고, 질병으로부터 자유로워집니다.

기존 의학들은 질병이 있으면 질병에 따른 증상 출현을 막는 데 주안점을 두고 있습니다. 예를 들면 고혈압, 당뇨병, 갑상선 질환이 출현하여 약을 복용하면 증상이나 수치를 정상으로 돌려주지만, 문제는 먹는 약에 의한 일시적 현상이지 원래부터 존재하는 나으려고 하는 몸의 작용과는 전혀 무관한 것입니다. 오히려 약에 의존적으로 몸이 적응되다 보니 원래 가지고 있는 회복력까지 잃게 되는 것입니다. 그래서 평생 이 약을 먹게 됩니다. 그리고 이 약의 장기복용으로 그 약을 먹습니다. 또

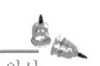
내 안의 의사가 진짜 의사

세월이 흐르면 이, 그 약의 장기복용에 대한 문제로 저 약까지……. 나중에는 한 움큼의 약을 수차례 먹게 됩니다. 과학과 의학의 발달과는 반대로 오히려 질병은 증가하고 있으며 실질적 치료율은 10~20%를 맴돌고 있습니다. 몸이 아픈 환우 분들은 저자보다 오히려 더 피부로 느끼고 있을 것입니다. 서양의학의 시조격인 히포크라테스도 "내 안의 의사가 못 고친 병은 어떤 의사도 고치지 못한다!"고 하였습니다. 자연치유력이 필요하지 플러스(+)식 처방 가지고는 안 된다는 의미입니다.

이러한 부분을 알면서도 오직 한 가지에 집착하여 수수방관한다는 것은 생명의 존엄성을 무시하는 일입니다. 그러나 여기에서 우리가 주의해야 할 점이 있습니다. 무조건 양약이나 화학약을 부정적인 시각에서만 바라보는 것은 지양해야 합니다.

급성 전신성 알레르기로 피부뿐 아니라 기도까지 부어 호흡곤란을 나타낸다면 이때는 스테로이드제를 사용해야 합니다. 급성 전염병이 전파되어 있는 지역에 항생제, 살균제의 사용은 필요합니다. 허약한 경우, 위급성 질환인 경우 한약을 병행하여 환우의 고통을 덜어주는 것은 당연한 일입니다. 흡선치유법 창시자도 오염된 재료가 문제라는 뜻을 피력하였습니다.

만물은 쓰임이 있어 존재합니다. 진정한 문제는 효력과 오남용이라는 양날의 칼입니다. 한 번 약을 복용하면 평생 복용하게 한다든지, 의존성을 나타내게 의도적으로 만들어진다든지(약물의 의존성 전략), 우리 몸의 장기들 중 한 부분만을 위해 제조되어 통일성을 해치게 되고 또 다른 부작용을 일으키는 것이 진정한 문제입니다. 꼭 필요한 경우 이를 받아들여서 급한 상황을 넘긴 후 근본적인 해결책을 강구하는 것이 현명합니

01 이론편

다. 항상 겸손하게, 겸허하게 모든 방법을 환우의 입장에서 받아들여야지, 유아독존식의 사고방식은 또 다른 남용이 될 수 있음을 알아야 하겠습니다.

현대의 질병은 과잉이 원인입니다. 환경오염도 과다 낭비의 소산입니다. 과식, 과로, 스트레스도 모두 과잉되면 질병이 생깁니다. 결국 현대 질병 대부분이 너무 많이 보태져서 생긴 것입니다.

여기서 적합한 것이 자입식(刺入式), 플러스식 의학인지를 고민해보아야 합니다. 현재는 빼기, 즉 마이너스(-)가 필요합니다. 과잉은 플러스(+)이고 자연은 마이너스(-)입니다. 단식, 명상, 자연요법, 부항요법이 동서양을 막론하고 센세이션을 일으키고 있는 것은 어쩌면 순리일지도 모릅니다.

우리 몸은 단지 화학적으로 구성되거나 우연히 생겨난 것이 아닙니다. 살아있는 전일체(全一體)이므로 그 자체는 균형을 유지하고 정상으로 회귀할 능력을 갖추고 있습니다.

전체로서 생명과 연결되는 것이 진정한 치유의 근본입니다. 서양의학은 외적인 병원체를 식별하고 외부로부터 질병을 통제하는 것에 주안점을 두지만, 흡선치유법은 살아있는 개인에게 집중하고 그 안에 존재하는 생명력의 균형을 잡아줌으로써 질병을 치유합니다. 현재 항생제의 한계성이 드러나고 면역력이 최저로 약해지면서 한동안 사라졌던 전염병들이 재발하고 있습니다. 인류의 건강을 지키고 미래에도 지구촌의 주역으로서 인간이 살아남기 위해서는 우리의 내적인 에너지와 면역력을 강화시키는 방법이 절실한 시점입니다. 현재의 건강상태에 대한 위기는 화학적, 기계적, 인공적 치료방식에 지나치게 의존한 까닭에 초래

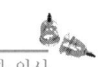

되었습니다. 이러한 시점에서 모든 질병의 원인을 제거하여 인체의 복원력을 단숨에 회복시켜주는 흡선치유법이 나타났다는 것은 인류에게 축복이 아닐 수 없습니다.

흡선치유법은 인체 내 200만 개 이상 존재하는 땀샘의 노폐물 분비기능을 활성화시키고 잉여 영양분이나 체내독소를 제거하여 음양의 균형을 잡아줌으로써 스스로 건강을 유지하게 하는 자연요법입니다. 흡선치유법은 고대의 부항요법에 기원을 두고 있습니다. 서양에서는 기원전 히포크라테스 이전부터 사용되어 왔고, 동양에서는 태고의 황제내경시대부터 현재에 이르기까지 인류와 역사를 같이하고 있습니다. 이러한 긴 역사적 기원은 부항요법이 대중적이며 효과적임을 암시합니다. 금원사대가의 한 사람인 장자화(張子和)도 한법(汗法)을 이용하여 독소(毒素)를 제거하려 하였습니다. 18세기 일본의 요시마츠 도도(吉益東洞)는 질병의 모든 원인은 독소일 뿐이라는 만병일독설(萬病一毒說)을 제시하였습니다. 다만 이것의 확실한 제거 방법에는 한계를 나타내고 있습니다.

기존 부항요법은 사용함에 있어 몇 가지 문제점이 있었습니다.

첫째는 질병의 원인에 대한 깊은 통찰이 결여되어 있다는 점입니다. 부항요법과 관련하여 만약 이 부분에 대한 선현들의 지혜가 있었다면 현새와 같은 난치성 질환에 무대책이시는 않았을 것입니다. 현재의 의료에 답답함을 느낀 환우들이 제도권 의료가 아닌 곳을 찾아가는 것도 우리 의료인들의 자성이 필요합니다.

01 이론편

작금의 심천사혈요법[1], 발포요법[2], 뜸사랑, 수지침[3] 등이 한때 바람을 일으키다가 환우들의 사망과 부작용으로 문제를 일으키고 잠잠해진 것은 바로 질병의 원인과 인체 내면에 대한 깊고 숭고한 통찰이 없었기 때문입니다. 흡선치유법은 모든 질병의 원인을 인체 표면뿐 아니라 전신에 깊이 내재해 있는 '독소(毒素)'라고 규정하고 있습니다.

둘째는 효과에 대한 문제입니다.

원리와 방법이 옳다면 반드시 부작용이 없으면서 효과적이어야 합니다. 기존의 건습부항요법인 유관법, 다관법, 주관법, 자락관법 등의 교과서적인 적응범위는 류머티즘, 복통, 위통, 소화불량, 두통, 고혈압, 감기, 해수(咳嗽), 월경통, 안적종통, 창양의 초기 미궤(未潰)로 되어 있습니다. 실제로 임상에서 사용되는 범위도 표면적인 근육통, 담결림, 염좌(捻挫, 삔 것) 등이 대부분입니다. 암, 당뇨, 협심증, 전신 알레르기, 심근경색, 척추측만증, 난치성 디스크, 파킨슨병 등의 성인병, 난치병에 대한 언급은 없었습니다. 현재까지 흡선치유법을 적용한 수천 명의 환우가 질병으로부터, 병원으로부터, 약으로부터 자유로워지고 가족들의 품으로 돌아가 사회를 위하여 본분의 사명을 다하고 있습니다. 의학은 효과적이어야 합니다.

셋째는 의학이 대중적인가 하는 것입니다. 많은 한의사들이 존경하는 동무 이제마(東武 李濟馬) 선생도 『동의수세보원(東醫壽世保元)』 사상인 변증론에 이르기를 "만실(萬室)의 읍(邑)에 1인이 도업(陶業)을 한즉 기용

---

1) 심천사혈요법 : 삼릉침으로 찌른 후 부항을 붙이는 방법
2) 발포요법 : 소수의 부항을 수포반응이 나타날 때까지 붙이는 방법
3) 수지침 : 손 안에 전신을 배속시켜 수지침으로 자극하는 방법

(器用)이 부족하며, 백가(百家)의 촌에 1인이 의업(醫業)을 한즉 활인(活人)이 부족하다. 반드시 의학을 광명(廣明)하여 집집마다 의도를 알고 사람마다 병리를 알게 한 연후에 가히 수세보원(壽世保元)할 수 있다."고 하였습니다. 학문은 완성도가 높을수록 간결합니다. 간결하다는 것은 원리를 꿰뚫고 있어서 누구나 이해하기 쉽다는 말입니다. 모든 한의사와 민중이 쉽게 깨쳐 사용 가능하다는 말입니다. 새로운 이론과 의법이 쏟아져 나오지만 저자 역시 이를 모두 수용하지 못하고 있습니다.

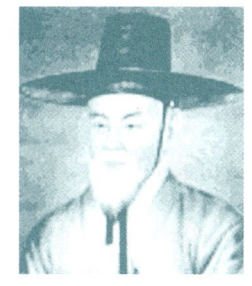

이제마 선생의 말씀처럼 의학은 만인을 살리기 위함이지 소수에 의한, 소수를 위한 것은 아닙니다. 흡선치유법은 간결합니다. 현재 국가가 공인한 한의사 이만여 명이 조상으로부터 전래된 부항을 사용하고 있습니다. 세계 어느 나라에도 없는 현상입니다. 한의학의 최고(最古) 경전인 『황제내경(黃帝內經)』 이법방의론(異法方宜論)에서도 "동쪽에 사는 주민은 삼면이 바다여서……. 피부 질환이 생기면 환부를 돌촉으로 터뜨려 사기를 제거하였는데, 이것이 중원(中原)으로 전래되었다." 하여 부항의 최초 발상지가 한반도임을 시사해주고 있습니다. 즉 우리나라가 부항요법의 종주국이라는 의미입니다.

부항요법을 완벽하게 집대성한 흡선치유법은 대한민국 모든 민중의 의학입니다. 또한, 문명의 시작과 더불어 시작된 의술의 알파이며 전 시대 질병치료의 오메가인 전 인류의 의학입니다.

01 이론편

> 흡선치유법은
> "난치병은 있어도 불치병은 없는 세상"을 만들어
> 수많은 환우들에게
> 쾌유라는 선물을 줄 것입니다.

부항치유법의 역사

부항요법의 기원은 원시시대부터 사용된 기록을 시작으로 현재까지 동서양에 널리 보급된 치료법입니다. 동양에서는 담음(痰飮), 어혈(瘀血), 동물들에 의한 교상(咬傷) 치료를 위한 국소적인 치료방법으로 사용되다가 점차 폐결핵 등의 소모성 질환으로 치료범위가 확대되고, 근래에 들어서는 각종 전신성·난치성 질환 등으로까지 치료범위가 확대되고 있습니다. 한편, 서양에서 고대와 중세에 이르기까지 중요한 치료법으로 사용되어 오던 부항요법은 근대 이후 과학적 사고에 의해 보급이 도외시되면서 민간요법으로 근근이 보존되고 있습니다. 한국에서는 부항요법이 제도권 의학인 한의학 분야에서 꾸준히 시술되고 있으며 특히 근자에 이르러 사용법의 새로운 발상과 기구의 발전에 힘입어 세계적인 의학의 한 부분으로 거듭나고 있습니다.

동양과 서양의 부항요법에 대한 역사를 살펴보면 다음과 같습니다.

동양 최초의 부항요법은 짐승들의 뼈를 이용한 배흡술(杯吸術)이었습니다. 공동생산과 농경에 의해 문화수준이 향상되면서 의료라는 문화에

01 이론편

대한 수요가 나타나게 됩니다. 어류의 가시를 이용한 어자(漁刺), 동물의 뼈나 껍질을 이용한 갑각(甲殼), 수골(獸骨) 등과 함께 배흡술이 의술의 시초를 이루게 됩니다.

동양에서는 동양의학 최고(最古) 경전인 『황제내경(黃帝內經)』에서 폄석(砭石)요법이 자락법(刺絡法)의 보조법으로 언급되기 시작합니다. 또한, 중원의 동쪽 사람들로부터 부항요법의 원리가 전해졌다는 문헌으로 보아 한국이 부항치료의 최초 발원지임을 알 수 있습니다. 마왕퇴(馬王堆)의 분묘에서 발견된 『오십이병방(五十二病方)』에서는 각법(角法)이 여러 치료법과 같이 언급되는 것으로 보아 당시 중요한 치료법으로 활용되었음을 알 수 있습니다.

당대(唐代)의 『외대비요(外臺秘要)』에서는 사용 재질, 사용 방법, 예후에 대한 구체적인 기술이 보이기 시작합니다. 그 내용을 보면 "엄엽(掩殜, 현재의 폐결핵)과 같은 질병이 들면, 흑(먹)으로 환부를 표시한 후 3번째 손가락 크기 직경의 죽관을 약 1촌(寸) 길이로 잘라 위쪽의 마디 부분은 남겨두고 절이 없는 부분을 얇게 깎아 이를 끓여 뜨거울 때 환부에 그대로 둔다 … 흔히 각(角, 뿔)을 쓰는 경우도 있다. 이런 연후에 악물(惡物)이 나오면 질병이 제거된다."라고 하여 현재의 유관법, 흡선치유법과 같은 치료기법을 기술하고 있습니다.

또한, 당대의 의료제도에서는 현재의 전문과목이라고 할 수 있는 체료(體療), 소소(少小), 창종(瘡腫), 이목구치(耳目口齒), 각법(角法)이라는 5개 부분으로 세분되어 있었으며, 그 중 각법(角法)은 3년간의 연수(研修) 과정 후 고시를 통과해야 수료가 가능하였습니다. 이 부분은 역사적으로 각법(角法)이 당시의 제도권 의학 중에서도 중요한 위치를 차지하며 폭넓게 사용되었음을 의미합니다.

청대(淸代)의 『본초강목습유(本草綱目拾遺)』에서는 "관(罐)이 화(火)를 득(得)하면, 기(氣)가 내부에 합하여, 견(堅)하여 탈락(脫落)되지 않으며 … 피부는 홍훈(紅暈)이 생기며, 관속에는 기(氣)가 있어 수(水)가 출(出)하여, 풍한(風寒)이 진출(盡出)한다."라는 기술이 있습니다. 이는 부항요법의 배기방법, 흡착방법의 일종인 화관법(火罐法)에 대한 상세한 기술로 보입니다. 화관법의 원리와 치료에 대한 효과를 설명하고 있는 것으로 다양한 다른 방법이 존재하여 부항법이 널리 상용되었음을 유추할 수 있습니다.

서양에서 부항의 유래는 아메리카 인디언들의 물소 뿔을 이용한 시술로부터 시작합니다. 인디언들은 물소 뿔을 6.4cm로 자르고 그 끝에 구멍을 뚫어 이를 흡입한 다음 환부에 부착합니다. 그 구멍을 마개로 막아 흡각법을 시행하기 시작한 것이 바로 부항요법의 기원이 되었습니다. 흡각법은 라틴어로 cucurbitula이며 호리박을 의미합니다. 어원에서 유추한다면 고대 시대에는 호리박을 부항으로 사용하였다는 것을 알 수 있습니다.

기원전 고대 그리스 의사인 히포크라테스(Hippocrates, BC 460~377)는 부인과(婦人科) 질환에 건각법, 습각법을 사용하였으며, 습각법 시술 후에는 화농을 예방하는 조치를 하였습니다. 특이한 것은 월경과다에 가슴과 대퇴부를 번갈아가면서 부항 치료를 시행했다는 점입니다. 이러

01 이론편

한 기록으로는 아테네 그리스 신전의 부조도(浮彫圖)에 그 흔적이 남아 있습니다.

1세기 로마 의사 켈수스(Aulus Cornelius Celsus)는 건관법 시행 시 발생하는 폐기가스의 원인을 위장관의 혼탁이라고 의견을 제시하고 내부적 질환에는 건관법을, 외부적 질환에는 습관법의 사용을 제시하였습니다. 이러한 의견은 현재 흡선치유법의 원리에 아주 근접한 내용이어서 기존 그리스 의사들보다는 한층 더 부항요법에 대한 심층적 연구가 있었음을 보여주고 있습니다. 그러나 부항요법을 국소적인 질환에만 운용해야 한다는 한정된 시각에서는 벗어나지 못하고 있음을 알 수 있습니다.

2세기 그리스 의사 아레테우스(Artaeus, 120~200)는 기존 의사들이 적용했던 부인과(婦人科) 질병과 더불어 전염성 질환인 콜레라에 부항요법을 적용시키기 시작합니다. 특별히 고안된 기구를 사용하여 재빨리 부착하도록 하고 이동시켰는데, 현재의 수포반응을 부작용으로 오인하고 이와 같이 행하였던 것으로 보입니다. 그러나 부항요법을 전염성 질환까지 적용하려 했던 시도는 또 하나의 기념비적인 일입니다. 현재는 흡선치유법의 금기사항에 전염성 질환을 추가하고 있어서 향후 추가적인 연구가 필요합니다.

아레테우스와 비슷한 시기의 갈렌(Claudis Galen, 130~201)은 부항 재질의 다양화를 시도하고 금기사항을 언급하기 시작한 선구자였습니다. 그는 유리제품(琉璃製品), 각제품(角製品), 놋쇠제품을 두루 사용하였으나 유리제품을 가장 권장하였습니다. 부항요법 시행 중 내부의 상태 관찰이 가장 용이하다는 것이 그 이유였으며, 갈렌의 유리부항에 대한 노력이 현재의 투명 PVC재질로 발전하게 되는 원동력이 되었습니다. 갈렌은 신경정신과 영역인 섬망증(譫妄症)에도 부항요법을 적용하기 시작합니다.

로마의 멸망과 함께 중세 시대로 접어들면서 문화의 암흑기는 의료에서도 마찬가지였으며 부항요법 또한 별다른 진전을 보지 못하게 됩니다. 다만 사용빈도 수가 증가하게 되며 프랑스 상류사회의 주 치료법으로서 자리잡게 됩니다.

이 시기에 주목할 만한 의사는 페르시아의 아비센나와 프랑스의 몽데비유입니다. 아비센나(Avicenna ibn Sina, 980~1037)는 기존 의사들보다 더 넓은 영역에 적용을 시도합니다. 현재의 파킨슨병과 유사한 진전(震顫), 안검피로, 구취, 치통, 인후통, 개선(疥癬, 현재의 옴), 치질, 통풍 등 대부분의 질환에 대하여 치료를 시도하였으며 이에 대한 구체적인 시술부위까지 명시하고 있습니다. 또한, 기존의 시술부위가 통증부위였던 것과 비교하면 아비센나의 시술은 이와 부합하지 않는 것이 특징입니다. 특히 턱밑, 항문 부위의 시술 시도는 보편적인 시술을 뛰어 넘어 상당한 임상적 경험을 쌓은 후 나올 수 있는 것으로 감안한다면 부항요법으로 거의 대부분 질환을 치료한 것으로 보입니다.

몽데비유(Maitre Henri de Mondeville, 1260~1320)가 아비센나의 영향을 받았는지는 확실하지 않습니다. 몽데비유가 아비센나와 동시대 인물은 아니지만, 부항을 이용한 치료 방법론에는 많은 유사점을 가지고 있습니다. 더불어 그는 비강출혈(육혈, 衄血)에 대한 상세한 치료기법을 기술하였으며 당시까지 시도되지 않았던 신장결석 치료를 신장 세뇨관 주

01 이론편

행 부위에 따라 시술하게 됩니다. 시술 시 주의사항에 대한 설명들로 시술 전 면도를 해야 한다는 사항, 부드러운 피부 유지 등에 대한 사항 등이 새롭게 기술되어 있습니다.

근세에서 현대에 이르기까지 서양의학은 증명되는 것만이 진실이라고 여기는 과학에 휘둘리게 됩니다. 훌륭한 부항요법을 목욕탕이나 이발소 등에서 사용하게 되면서 영국의 앨버트와 로울레스톤을 마지막으로 사장되기 시작합니다.

16세기만 하더라도 외과의 영역은 의사들 사이에서 천대받는 영역이었습니다. 내과학의 일부 보조자 역할로서 겨우 그 위치를 보존하던 시기였습니다. 당시의 외과학은 이발사나 목욕탕 주인들이 겸하고 있었습니다. 프랑스의 위대한 외과의 앙브루아즈 파레(Ambroise Paré, 1510~1590)도 처음에는 이발사였으나 나중에 파리 시립병원에서 외과를 수련하고 외과의가 됩니다. 총상 치료와 사지절단수술의 새로운 지평을 연 파레로 인해 내과로부터 경멸시되던 외과학을 동등한 위치로 끌어올리게 됩니다. 파레의 부항요법은 중증의 외과 질환에 사용됩니다. 습부항은 어혈을 뽑아내 주는 방법이며, 건부항은 사기(邪氣)를 없애주는 방법으로 사용하게 됩니다.

18세기에는 독일의 해부학자 하시스타(Lolenz Heister), 네덜란드의 부울하이베(Hermann Beorhavve), 영국의 윌리엄 헤베르덴(William Heberden), 존 헉스햄(John Huxham), 프랑스의 데몰(Antonio Pierre Demoursr), 라레이 남작(Dominique Dean Jarrey) 등이 부항요법을 사용합니다. 특히 라레이 남작은 외과 군의관으로서 부항요법으로 나폴레옹의 위통(胃痛)을 치료하게 됩니다. 이 시기까지는 부항요법이 대부

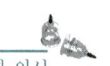

분 우수한 의사들에게 널리 활용되기도 합니다. 그러나 점점 목욕탕의 심부름꾼이나 흡각요법가들에 의해 존속되며 1905년 영국 의사인 앨버트(Sir Thomas Clifford Allbutt)와 로울레스톤(Sir Humphery Davy Roileston)의 부항치료법을 마지막으로 원시적이고 비과학적이라는 이유로 서양의학의 치료분야에서 사라지게 됩니다.

영국의 커핑테라피(cupping therapy), 독일의 슈레프코프(schröpfkopf), 프랑스의 방뚜즈(vetouse), 러시아의 반카 등이 그 흔적들입니다.

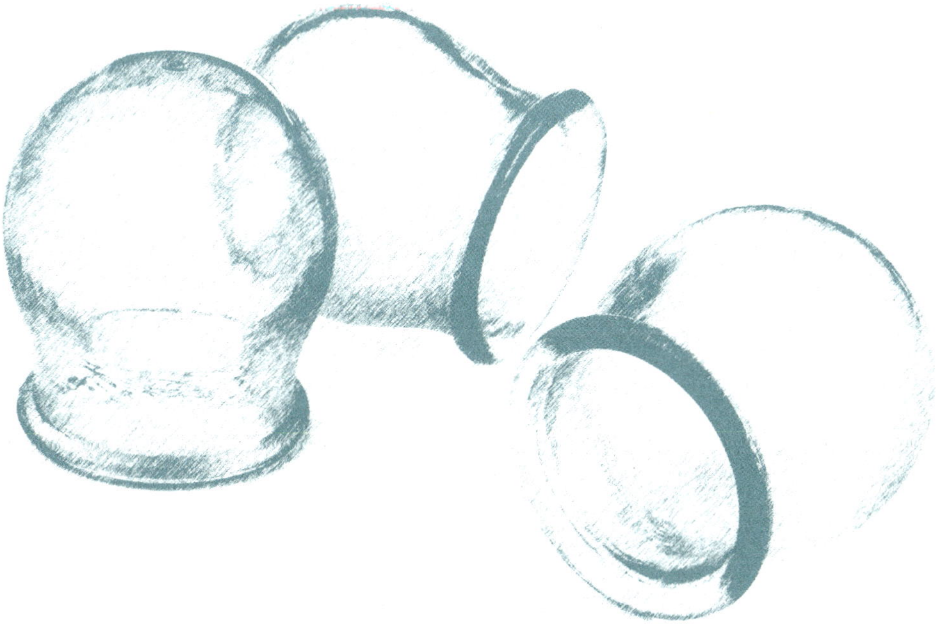

01 이론편

부항요법이 적용되었던 질환

- 간계 질환 : 복수, 고혈압, 고창(鼓脹)
- 심계 질환 : 마비, 뇌졸중
- 비계 질환 : 소화불량, 복통, 장폐색, 식욕부진, 위무력, 구취, 분문부(噴門部)의 긴장, 탈장, 충수염
- 폐계 질환 : 엄엽(掩殜; 폐결핵), 기도 폐색, 해수, 감모, 인후통, 비강 출혈, 폐렴
- 신계 질환 : 부종, 신결석, 고환염
- 안·이비인후·피부 질환 : 안적종통, 안검피로, 치통, 개선(疥癬), 농포(膿疱), 안질
- 외과 질환 : 농혈, 창양(瘡瘍), 치질(痔疾), 하지 궤양, 패혈성 궤양
- 소아, 부인과 질환 : 월경과다, 대하, 생리불순, 자궁하수, 자궁탈, 월경통
- 전염성 질환 : 콜레라
- 신경정신과 질환 : 섬망(譫妄), 진전, 간질, 두부진전(頭部震顫), 행동의 불안정
- 기타 : 두통, 항강, 흉통, 농양, 교상(咬傷), 류머티즘, 요통, 요배통, 체질개선, 질병 예방, 염증, 통증, 울혈(鬱血), 천연두(天然痘), 두부와 턱의 교정, 상완부 통증, 방광·신장·자궁의 상해, 좌골신경통, 통풍

독소의 정의와 독소제거를 위한 외국(外國)의 방법들

모든 질병의 원인은 독소(毒素)이며 독소 제거가 치유의 관건임은 흡선치유법 결과들이 증명해 주고 있습니다. 그러면 독소란 무엇이며 왜 생기는가를 알아야 할 것입니다.

독소란 혈액의 혼탁이며 미량의 물질이라도 인체 내 흡수되면 각 기관의 화학적, 물리적 작용을 통해 정상적인 생리기능을 망가트리고 일시적 또는 영원한 병리상태에 놓이게 하는 유해물질을 의미합니다.

막 태어난 아기의 얼굴과 피부를 현재 나의 모습과 비교해 보기 바랍니다. 어떻습니까? 나의 본질을 제외하고 질병의 원인이 되는 독소는 미식(美食)[1], 자기중심적인 마음, 오염된 환경, 외상에서 발생합니다. 현재 나의 얼굴은 내면의 반영이며 내면의 혼탁 정도는 지금까지 살아온 결과입니다.

축적된 독소들은 체내 가장 약한 장기부터 뚫고 나오는데 바로 이것

---

[1] 미식(美食) : 흰쌀, 고기, 정제된 조미료, 인스턴트식품 등 보기에는 좋으나 건강에는 좋지 않은 음식

01 이론편

이 질병입니다. 모든 질병의 본질이 독소의 표현인 것입니다. 다만 질병을 앓아서 약해진 부위, 유전적, 선천적으로 약한 부위, 체질 의학적으로 약한 부위에서부터 질병이 발생합니다. 간암이 발생하였다면 간 자체의 표면적 문제이지만 본질적으로는 간에 영양을 공급하는 혈액의 혼탁, 전신의 독소가 질병의 본질인 것입니다.

큰 질병이 발생하기 전에 우리 몸은 스스로 신호를 보내게 되는데 이 소리 없는 신호에 귀 기울여야 합니다. 체내 독소들이 쌓이면 다음과 같은 전조증상들이 나타납니다.

- 자주 두통이 온다.
- 피부에 생기가 없어진다.
- 입 냄새가 난다.
- 가스가 많이 차게 된다.
- 이전에 앓았던 부위가 다시 불편해진다.
- 변비, 설사, 복통이 반복된다.
- 몸이 자주 붓는다.
- 머리카락이 뭉텅이로 빠진다.
- 항상 피로하다.

통즉불통(通卽不痛), 불통즉통(不通卽痛)이라고 하였습니다. 소통과 배출이 잘되면 아프지 않고 건강이 유지되도록 인체는 설계되어 있습니다. 우리 몸 안에 있는 모든 통로의 뚫림과 막힘에 질병의 발생 여부가 달려있습니다. 모공, 땀샘, 호흡기관, 오관(눈, 코, 귀, 혀, 피부), 소화기관, 생식기관, 경락, 혈관이 소통을 위한 기관입니다. 그러나 지나치게 몸이 허약하면 소통을 위한 기본적인 원동력조차 없어지게 됩니다. 그래서 적절한 보양이 필요합니다. 보양을 위한 보약 투여는 부족한 것을 보충하여 음양의 조화를 이루게 하고 정상적인 대사로 회귀하게 하여 독소를 원활하게 배출하게 함이 주목적입니다.

따라서 단지 몸 안의 독소만 배출하게 하고 적절한 보사(補瀉)[2]가 이루어지지 않는다면 허약해진 장기가 제 기능을 하지 못하여 다른 독소들이 쉽게 몸 안에 침입하게 됩니다. 그러면 독소 침입과 배출이라는 악순환이 야기됩니다. 반대로 몸을 보양만 하면서 독소를 배출하지 않는다면 체내 독소들로 인해 흡수가 잘되지 않을 것입니다. 그러므로 배독과 더불어 적절한 보양이 이루어져야 확실한 배독 효과를 얻을 수 있습니다. 즉, 배독과 보양은 하나인 것입니다.

시대와 학문에 따라 독소는 담음(痰飮), 어혈(瘀血), 아마(ama), 혈액혼탁, 생체이물(xenobiotic) 등으로 다르게 불렸으며 이를 제거하기 위한 다양한 시도를 해 오고 있습니다.

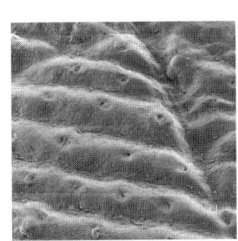

중국의 금원시대(金元時代) 4대 명의(名醫) 중 한 사람인 장자화(張子和)는 체내 독소를, 질병을 일으키는 근본 원인으로 보았습니다. 그 독소를 제거하는 방법으로 한(汗), 토(吐), 하(下)의 세 가지 방법을 제시하였는데, 한법(汗法)이란 땀을 내서 병사(病邪)를 땀샘을 통하여 밖으로 배출하는 것이요, 토법(吐法)은 구토를 통하여 유해한 물질을 배출시킴으로써 위급한 병세를

---

2) 보사(補瀉) : 부족한 부분을 보충해주고 남아 넘치는 부분을 감소시킴

01 이론편

치료하게 하는 방법이며, 하법(下法)이란 대변을 원활하게 하는 것입니다. 이 세 방법으로 사기(邪氣, 독소)가 제거되면 쾌유된다는 것이 장자화 이론의 핵심으로, 이를 바탕으로 공하파(攻下派)의 한 줄기를 형성합니다.

그의 저서인 『유문사친(儒門事親)』에서도 "夫病之一物 非人身素有之也 或自外而入 或由內而生 階邪氣也."하여 모든 병은 사람에게 맞지 않는 사악한 기운에 의해 생기니, 이는 바깥에서 들어오거나 몸 안에서 만들어지는데 이를 사기, 즉 독소라고 하였습니다.

모든 병의 근원을 독소라고 파악한 장자화는 병의 성질과 위치를 분석하여 땀, 구토, 배설 중 한 가지 방법을 이용하여 질병에 따라 배독 통로를 달리하였습니다. 특히 한(汗)을 이용한 이론은 『황제내경(黃帝內經)』 이법방의론(異法方宜論)편의 한반도 부항 시원(始原)과 더불어 흡선치유법의 태동에 영향을 주게 됩니다. 그러나 장자화의 한법(汗法)은 피부 표면의 병사만 제거하는 데에 그친 것이 시대적 한계점으로 남습니다.

열치료는 수천 년 전부터 사용된 치료법입니다. 고대 로마의 사우나, 증기목욕, 뜨거운 물 목욕으로 고대인들은 땀을 흘리면 몸이 좋아진다고 여겼습니다. 인간이 살아가기 위해 무엇인가를 먹고 대사과정을 거치면서 대사노폐물은 계속 쌓이게 됩니다. 또한, 독성 화학물질, 중금속 등은 신체 조직에 모이게 됩니다. 그러면 인체에서는 방어기전으로서 독소를 지방세포가 둘러싸서 혈류를 보호합니다. 이때 땀을 내게 되면 지방세포는 여러 독소를 간질액(세포 사이에 존재하는 세포외액)에 버리면서 활성화됩니다. 이때 버려진 독소는 피부의 모공을 통해 배출됩니다.

최근 과학자들은 땀을 내게 하는 열의 원천에 따라 치료 효과가 달라진다는 사실에 주목하였습니다. 그 중 원적외선에 대한 집중적인 연구가 시행되고 있는데, 원적외선은 파장이 5.6~1,000미크론 범위에 해당합니다. 이 중 인체에 직접 조사하거나 물과 반응하여 온도를 상승시키는 부분은 5.6~9미크론 파장으로, 48.9~243.3℃의 열을 방출하게 됩니다. 그런데 물 분자는 9미크론 전후 원적외선 파장을 가장 효과적으로 흡수하면서 열을 발생시킵니다. 다른 파장들은 그저 통과해 버립니다. 인체의 70%는 물이므로 9미크론의 원적외선 자극을 받으면 체온이 상승하고 이로 인하여 발한(發汗)이 일어나게 됩니다. 원적외선 사우나를 이용한 발한이 그것입니다.

일본인 의사인 니와 유키에(丹羽靭負) 박사는 자신의 사랑하는 어린 아들을 암으로 잃었습니다. 자신이 의사이면서 죽어가는 아들을 그저 속수무책으로 바라볼 수밖에는 없는 현실에 이루 말할 수 없는 고통을 느꼈습니다. 항암제로 회복되기보다는 오히려 그 부작용으로 무너져가는 자식을 보면서 독한 화학약을 버리고, 암을 포함한 난치성 질환의 원인 규명에 매달렸습니다. 고대인이나 동물은 암종(癌腫)이 없는데 왜 현대인은 의학의 발달과는 반대로 더 많은 질병이 발생할까 하는 고민을 하게 됩니다. 그는 이러한 난치성 질환의 발병 원인을 다섯 가지로 설명하였습니다.

첫째 원자력발전 사고에 의한 오염입니다.

01 이론편

문명의 발달로 늘어나는 에너지 증가를 수력발전으로는 충족시킬 수 없어 그 대안으로 찾게 된 것이 원자력발전이지만, 크고 작은 사고와 폐기물에 의한 방사선 누출로 각종 암, 백혈병을 비롯한 여러 질환이 발생하였습니다.

둘째 살충제, 제초제의 사용입니다.
더 손쉽게 더 많은 양의 곡물을 수확하기 위하여 사용되는 이러한 물질들은 일차적으로 곡물에 잔류되어 이를 먹는 동물들에 피해를 주고, 이차적으로 이를 먹는 인간에게 유전자 손상, 암 발생을 유발시킵니다. 나아가 토양 자체가 오염되어 인류의 큰 재앙이 되고 있습니다.

셋째 가공식품, 인스턴트식품, 합성세제의 사용입니다.
가공식품은 식물 자체가 가지고 있는 생명력이 없습니다. 또한, 포장용기가 합성화학 제품이어서 인체에 과산화지질을 형성시켜 각종 성인병 발생을 조장합니다. 식기류를 세척하는 합성세제도 일부는 용기에 남아 입속으로 들어와 우리 몸을 오염시키게 됩니다.

넷째 화학약의 장기간 사용으로 발생하는 약해(藥害)와 의원병(醫原病)입니다. 니와 박사는 화학약에 의해 한 부분이 낫는다 하더라도 인체에 유해한 방향으로 갈 수밖에 없어 약해나 의원병이 발생한다고 하였습니다. 주위에서 장기간 화학약을 복용하는 환자들을 보면 바로 알 수 있는 문제점입니다.

다섯째 식품에 들어가는 첨가물입니다.
유효기간을 늘리기 위한 목적으로 사용되는 방부제, 살충제는 우리 몸 안의 유익한 유산균을 죽이고 세포의 신진대사를 막습니다.

여섯째 수돗물에 투여되는 살충제인 염소소독제입니다.

일산화염소(ClO)는 인체 세포에 직접 해를 주는 동시에 혈액을 산성화시킵니다. 산성화된 혈액은 그 자구책으로 뼛속의 Na, Ca 이온을 불러들여 급속한 뼈의 약화를 가져옵니다. 신장, 방광, 요로의 결석, 골다공증, 골형성이상 어린이들 환자의 증가를 불러옵니다.

이상의 여섯 가지에 기인한 결과는 과산화지질, 활성산소라는 독소를 증가시켜 궁극적으로 현대판 성인병을 일으킵니다. 여기서 활성산소란 체내에 자연적으로 존재하는 물질로 세균, 바이러스, 이물질이 침투하면 이것을 죽이는 역할을 합니다. 그러나 위와 같은 여러 이유로 지나치게 증가하면 오히려 자기 몸을 공격하여 각종 질환을 유발시킵니다. 인체 내에 정상적으로 존재하는 지질에 활성산소가 반응하여 형성되는 것이 과산화지질입니다. 과산화지질이 과잉 발생하여 신장으로 배설되지 않으면 세포의 피막을 손상시키는데, 눈에서 백내장을 유발하고, 뇌의 모세혈관에 쌓여서 뇌졸중, 심장에서 심근경색, 관절에서 관절염을 유발하며 모든 장기의 활력을 저하시킵니다. 이렇듯 모든 성인병의 80% 이상이 지나친 활성산소와 과산화지질에 기인하고 있음을 알 수 있습니다.

이를 해결하기 위해 니와 박사는 화학약이 아닌 자연 식물, 한약을 그 대안으로 제시하였습니다. 단 고분자 화합물이 체내에 쉽게 흡수될 수 있도록 원적외선과 효소를 이용하여 저분자로 분해하고 여기에 세포막과 같은 기름성분으로 유제화(油製化)한 천연약(天然藥) 사용을 권장하고 있습니다. 더불어서 채식, 반신욕, 자연요법의 실천을 주장하고 있습니다.

또 다른 생식면역학자인 오타 시게오(太田成男) 박사는 난소암으로 죽

01 이론편

어가는 아내를 살리기 위해 현대의학 외의 다른 대안을 찾게 됩니다. 그러던 중 프랑스 루드르 성당의 '기적의 생수'를 우연히 알게 되고 직접 이를 마시게 됩니다. 그런데 실제로 아내의 질환이 호전되었습니다. 그래서 이 생수를 일본으로 가져와 마시게 하니 효과가 없는 것이었습니다. 이를 이상하게 여겨 분석하여 보니 미네랄이 풍부하게 들어 있는 약알칼리 성분의 샘물로 밝혀집니다. 다른 샘물도 미네랄은 함량에 차이가 있을 뿐 특별한 점이 없었지만, 수소이온의 농도가 다르다는 점을 깨닫고 수소이온의 역할에 대하여 연구하게 됩니다. 활성산소는 적정량일 경우 체내의 세균이나 병균을 막아 유익하게 작용합니다. 그러나 과로나 스트레스, 유해물질과 접촉 시 다량 발생하여 세포막이나 염색체, 주요 단백질 등을 손상시키고 세포의 사멸을 촉진시켜 여러 성인병을 일으킵니다.

활성산소 중 슈퍼옥시드(superoxide)라는 물질을 제거하는 효소가 인체 내에서 자연생산되지만 고령화되면 생산능력이 감퇴합니다. 항산화제로 알려진 비타민 C, 비타민 E, 베타카로틴, 코엔자임 Q10의 복용이 이에 대한 해결책입니다. 그러나 하이드록실 래디칼(OH^-)이라는 활성산소는 100만분의 1초만에도 산화작용을 일으키므로 일반적인 항산화제로도 효과가 없었습니다. 그러나 루드르 성당의 생수에 녹아 있는 수소(H^+)가 하이드록실 래디칼을 가장 효과적으로 제거한 것입니다. 다만 다량의 물을 섭취해야 하는 단점이 있으나, 최근 이러한 부분도 개선되었습니다. 산호에 수소를 고정하는 기술을 발명하여 편리하게 마실

수 있게 되었습니다. 다만 모든 질병의 원인이 활성산소라는 편협성을 가지고 있다는 것이 이 이론의 문제점이나, 수소의 고정과 뇌혈관장벽(Blood-Brain Barrier, BBB)을 통과할 수 있다는 점에서는 다른 항산화제보다 수소요법이 큰 의의가 있습니다.

생식(生食)도 독소제거 방법 중 하나입니다. 모든 식물류에는 수많은 영양소가 존재합니다. 익히지 않은 채소, 과일, 견과류, 씨앗에는 그 영양분의 분해와 소화를 위한 효소까지 내재되어 있습니다. 그런데 이를 가열하면 효소가 파괴되어 본래의 기능을 하지 못하게 됩니다.

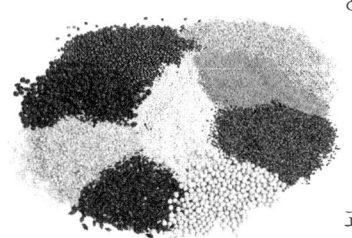

생식은 화식(火食)보다 에너지 효율이 5~6배 더 높습니다. 생식을 하는 사람은 화식을 하는 사람보다 각종 질병 발생률이 10배나 낮습니다. 덤으로, 살아있는 생식물질에는 유해물질을 제거하는 기능까지 있으며 면역체계를 극대화시켜줍니다.

아직도 일부 의료인과 과학을 맹신하는 사람들은 자연의 이치를 거스르고 한 식물에서 죽은 형태의 화학물질을 분리해 이를 농축하여 사람에게 투여합니다. 그런데 왜 화학물질이라 부를까요? 약품 대부분은 천연물에서 약효를 찾습니다. 그리고 나서 그 약초를 분석하여 유효성분을 찾아냅니다. 그러나 이 상태로는 특허를 통한 독점이 불가합니다. 독점하지 않으면 이윤이 생기지 않습니다. 그래서 천연 약효성분을 인공적인 화학구조물로 바꾸어 약품을 개발합니다.

하지만 이러한 태생적 문제점으로 인해 더 큰 문제가 발생합니다. 이

01 이론편

화학약이 병을 고친다고 이해하고 있지만, 실상은 그렇지 않습니다. 한 번 당뇨약을 먹으면 스스로 이를 조절할 수 있는 능력은 사라지고 내성까지 생겨 점점 더 강한 약을 먹어야 합니다. 항생제는 치료에 일시적인 도움을 줄뿐 실제로는 몸 안에 내재된 치유의 힘으로 기침이 낫는 것입니다. 기침을 한다고 처방해준 약은 단지 가래 배출을 위해 기관지만 확장하는 것이지 기침이 낫는 것은 내 몸 안에 치유의 힘이 있기 때문입니다. 비염에 처방되는 항히스타민제도 혈관만 수축시킬 뿐이어서 먹을 때뿐입니다. 항바이러스제로 감기가 낫는 것이 아니라 나의 저항력, 치유력이 감기와 투쟁하여 치유되는 것입니다.

내 안의 의사가 진짜 의사입니다.

살아있는 생물 안의 천연물질인 피토케미컬, 비타민, 미네랄이 치유의 원동력입니다. 이들이 우리 몸의 기능을 활성화시키고 치유의 힘을 찾게 합니다. 인삼의 사포닌, 토마토의 라이코펜, 콩 안의 이소플라본 등 그 밖에 과학이 밝혀내지 못한 수많은 물질이 치유작용과 독소제거 작용을 통하여 치유의 힘을 찾아줍니다.

특히 지구 상의 모든 생명체는 가장 정미(精微)로운 물질을 씨앗의 형태로 저장합니다. 하늘 기운과 땅 기운의 모든 집합체가 씨앗입니다. 이를 익히지 않고 자체 효소작용의 도움으로 모든 기운을 섭취하는 방법이 생식입니다. 효소와 풍부한 생명의 힘을 간직한 식물을 복용함으로써 독소를 배출하고 간의 해독작용을 원활하게 도와주는 것이 생식의 원리입니다. 그러나 전 지구 상에 오염되지 않은 토양과 공기의 존재 여부와 이러한 조건에서 생산되는 것들이 바로 신선한 채로 식탁에 오르게 할 수 있는지가 이 방법의 관건입니다.

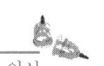

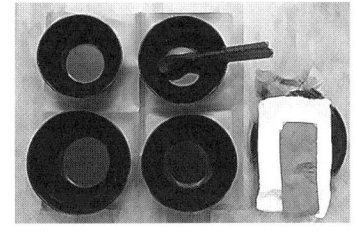

단식은 여러 가지 동기와 목적을 위해 행해졌습니다. 예수도 40일 낮과 밤을 단식하였으며, 마호메트, 간디, 붓다도 모두 단식을 하였습니다. 고대 이전에는 참회, 기도, 신과의 합일을 위해 행해지다가 차츰 질병 치료로 방향이 전환되어 갑니다.

단식의 사전적 의미는 '부분적 혹은 전체적으로 음식물을 먹지 않는 것 또는 일정한 음식물만 먹지 않는 것', '자발적이든 강제적이든 섭취해야 할 양보다 적게 먹거나 전혀 먹지 않는 것, 신을 경배하는 뜻에서 음식을 먹지 않는 것 또는 어떤 특정한 음식만 먹지 않는 것'입니다.

1920년 반영(反英) 독립운동 중 아일랜드의 시장인 맥스위니(Mac Swiney)는 감옥에 투옥되어 동료 열 명과 함께 항의 단식에 들어갑니다. 약 74일간 단식하던 도중 그는 혼수상태에 빠지게 되는데 해결책으로 의사가 주사를 놓지만, 그 주사 때문에 바로 사망합니다. 단식으로 어린 아이처럼 맑아진 육체에 강한 화학물질이 주입되면 그 자극을 이겨내지 못한다는 사실에 무지했기 때문이었습니다. 반면 같이 단식한 다른 동료들은 오히려 단식 전보다 건강한 모습으로 회복되었습니다. 당시 기록에 따르면 "12년 뒤 살아남은 사람들의 건강상태를 조사해 보니 그들은 당시 단식하기 전보다 더 좋은 건강 상태를 유지하고 있었다."고 합니다.

그렇다면 먹어야 산다는 통념을 넘어 왜 단식이 치유작용을 나타내었

01 이론편

는가 하는 의문이 제기됩니다. 동화, 흡수되지 않은 과잉 음식물들이 몸속에서 부패, 발효하여 '독물'을 만들어냅니다. 이러한 독물은 결장에 쌓여 세균들에게 더없이 좋은 서식처가 됩니다. 그러면서 장 안에 남은 찌꺼기를 먹고 배설하여 또 다른 독물을 제조하고 그것이 몸 안에 흡수되어 여러 가지 질병을 발생시키게 됩니다. 몸의 컨디션이 좋을 때 세균 수는 장내 잔재물 3.75g당 8억 개이지만 두통이 있을 때 150억 개로 늘어납니다. 장 안의 노폐물 때문에 세균이 늘어나고 이 독기가 상승하여 두통을 발생시키는 것입니다. 과식, 폭식, 가공식품은 장의 중첩, 게실(憩室), 장간막(腸間膜)의 형성, 변비를 발생시켜 독소의 증가와 저항력 약화, 질병 발생이라는 악순환을 형성합니다.

단식을 하게 되면 몸 안의 독소들이 사라지고 세균들도 아사(餓死)하면서 비정상적인 장들이 자기 자리로 돌아오게 되어 자연치유력이 향상되는 것입니다. 자연계의 동물들은 병이 걸리면 먹지 않습니다. 그러면서 자연치유되기를 기다립니다. 이러한 원리를 기반으로 체계화한 것이 니시의학, 장두석의 단식요법입니다. 결국, 단식요법도 대장 내의 독소가 모든 질병 발생의 원인으로 보았음을 알 수 있습니다.

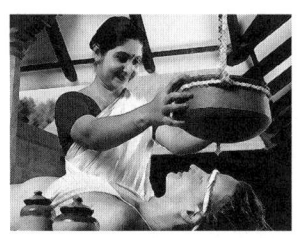

아유르베다는 5천 년부터 전승되고 있는 인도의 전통의학으로 그 기본 철학은 독소 배출입니다. 독소는 박테리아나 바이러스 또는 효모, 중금속, 살충제, 우리가 복용하는 화학약, 나쁜 음식, 덜 소화된 찌꺼기에 기원합니다. 독소들은 진단 가능한 질병으로 실제 이어지지 않을 수도 있지만, 신체의 기능을 손상시키고 마음을 둔화시키며 수명을 감소시키기도 합니다. 알레르기, 이상면역질환, 관절염, 만성피로, 심혈관계질환, 암 등의 배후에 바로 독소가 숨어 있습니다. 박테리아와 바이러스가 자라기 위해서는 체내에 쌓인 노폐물인 독소가 필요합니다. 그러나 안타깝게도 현대의학은 이에 대한 인식이 부족하며 제거하는 방법이 없습니다.

독소 제거를 하지 않는 치료는 마치 쓰레기 더미를 청소하지 않고 소독약만 뿌리는 것과 같습니다. 즉, 아유르베다에서는 독소 제거를 통하여 질병 치료, 건강 유지, 삶의 목적을 실현합니다. 푸르바 카르마(purva karma)는 독소 제거가 원활히 이루어지도록 시행되는 두 가지의 준비과정으로, '스네하나'라는 오일요법과 '스웨다나'라는 발한요법으로 구성됩니다. 오일요법은 조직에 미치는 오일의 진정 효과를 통해 환자의 피로를 풀어주고, 발한요법은 몸의 통로와 출입구, 미세한 구멍들을 확장시키고 액화시켜 그것들이 원활하게 소화관으로 배출되도록 돕습니다. 이러한 과정 후 판차카르마를 시행합니다.

판차카르마(panchakarma)는 직역하면 다섯 가지 정화요법이라는 의미이며, 실제로 바마나, 비레차나, 아스타파나 바스티, 아누바사나 바스티, 나시야 등 다섯 가지 치료법으로 구성되어 있습니다. '바마나'는 구토를 통하여 기침, 천식, 감기, 호흡곤란, 소화불량을 치유하고 '비레차나'와 '바스티'는 대변을 통하여 독소를 제거하며, '나시야'는 코의 통로를 통하여 머리, 목, 눈, 귀, 쇄골 전후의 독소를 제거합니다.

아유르베다는 드넓은 인도 각지에서 생산되는 천연식물과 오일을 이용하여 몸 안의 독소를 몰아내고 자연의 상태로 돌아가게 하는 것이 핵

01 이론편

심 치료법입니다.

신야 히로미(新谷弘実)는 일본의 장 내시경을 개발한 내과의사로, 35만 명의 장을 관찰하였습니다. 그는 관상(觀相)이나 수상(手相)으로 미래를 아는 것처럼 장을 보면 건강을 알 수 있다는 장상론(腸相論)을 주창하였습니다. 즉 장이 건강하면 온몸이 건강하게 된다는 이론입니다. 현대 사회에 사는 이상 아무리 좋은 식사를 한다 하여도 장 속에 미처 소화되지 못한 숙변이나 유해물질이 쌓이기 마련이고 이 상태가 오래되면 이상 발효현상이 일어나 유해가스가 나와 유해균이 쉽게 번식하게 됩니다. 이로 인해 각종 암, 알레르기, 성인병 등이 발생하게 됩니다.

장 내의 이러한 독소를 제거하기 위하여 두 가지가 중요합니다.

첫째는 장을 건강하게 하는 음식을 섭취하는 것입니다. 백설탕, 육류, 우유, 카페인의 섭취를 금하고 유기농 농산물, 해산물, 살아 있는 물을 섭취하는 것입니다.

둘째는 커피를 통한 관장입니다. 커피의 카페인은 간의 해독작용을 촉진합니다. 장 내의 카페인은 대장으로 흡수되어 문맥을 지나 간으로 들어간 후 쓸개관을 확장합니다. 그러면 간에서 해독된 몸속의 독소가 쓸개즙과 함께 장으로 쉽게 배출되어 대변으로 사라지게 되는 것입니다. 그러나 아무리 카페인이 간과 쓸개관의 독소제거 기능에 도움을 준다 하여도 장에 독소가 가득하여 장이 움직이지 않거나 숙변이 가득하면 독소를 배출하지 못하게 됩니다. 그래서 몸에 부담을 주지 않을 만큼 희석해서 항문을 통해 직접 장에 흘려 넣는 방법을 개발한 것입니다. 항문으로 주입된 커피가 대장의 하행결장과 횡행결장에 도달하여 그곳에 쌓인 숙변과 독소를 바로 배출시키게 되고, 일부는 간으로 흡수되어 해독기능을 원활하게 하는 원리입니다.

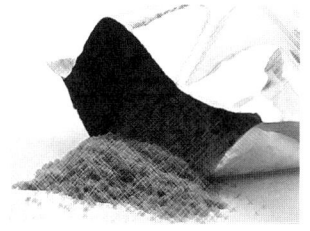

커피관장은 '거슨 식이요법'을 창시한 막스 거슨(Max B. Gerson, 1881~1959)이 선구자입니다. 거슨 박사는 암 환자에게 다량의 채소 주스를 마시게 하고 단백질, 지방, 염분을 제한하면서 커피관장을 병행하여 암 치료에 큰 성과를 거두게 됩니다.

뒤를 이어 독일의 메이어 박사와 마틴 휴브너 박사가 커피관장의 간에 대한 생리적 효과를 발견하게 됩니다. 장을 제2의 뇌라고 하였습니다. 관장을 통한 장의 독소제거 또한 심신을 맑게 하고 질병을 치유하는 한 방법입니다.

동서양을 막론하고 질병의 근원은 비생리적 물질인 '독소, 혈액의 혼탁'이라는 점에는 인식을 같이하고 있습니다. 방법만 다를 뿐 이를 제거하기 위한 노력의 방향은 일치합니다. 그런데 독소를 제거하는 것과 더불어 조금 더 근원적으로 고민해 보아야 할 것이 있습니다. 인간은 소우주에 비유되는데, 우주라면 맑아야 하는데 왜 독소에 오염이 되느냐 하는 것입니다. 그것은 바로 인간의 탐욕에서 비롯되는데, 특히 음식의 탐욕, 자기 중심적인 마음으로 인해 혼탁해지고 그 결과 본질인 우주와 멀어져서 질병의 고통을 받는 것입니다. 그리고 이에 편승한 먹을거리의 대량생산입니다. toxin(독소)은 그리스어의 toxon(화살)에서 그 기원을 찾을 수 있습니다. 자연적이지 못한 먹을거리가 화살이 되어 우리 몸을

01 이론편

노리고 있는 것입니다.

 전 인류의 재난은 1972년 얼 버츠(Earl Birch) 미국 농림부 장관으로부터 시작됩니다. 단순히 정치적 목적에 의해 미국산 밀 4억 4천만 갤런을 소련에 공급하게 됩니다. 당시 이 양은 전미 밀 생산량의 1년 치이면서 1년 소비량의 30%에 해당하는 것이었습니다. 당연히 밀의 가격은 폭등합니다.

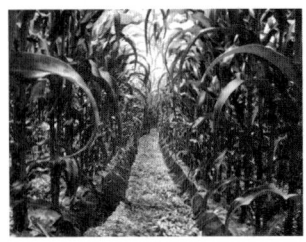

해결책을 찾던 미국 행정부는 이를 계기로 농업의 대량생산화, 공장화, 현대화, 기업화 작업을 시작하고 지원금을 쏟아 붓게 됩니다. 그러자 이제는 반대로 수백만 톤의 저렴한 곡물이 남아돌게 됩니다. 특히 남아도는 옥수수 때문에 골치를 앓게 됩니다. 이러한 시기에 맞추어 옥수수 내에 있는 포도당을 가수분해하여 과당으로 만드는 기술이 개발되는데, 이때 나타나는 제품이 시럽형 고농도 과당인 HFCS(High Fructose Corn Syrup)로 현재 모든 탄산음료, 음료수, 주스에 과량으로 첨가되어 단맛을 내는 주성분입니다.

 HFCS는 설탕보다 1.28배나 단맛을 내는 물질로 코카콜라사가 이것을 첨가제로 사용하면서 모든 식음료 회사들이 단맛을 위하여 경쟁적으로 사용하게 됩니다. 일어나지 말아야 할 카페인과 당분의 결합에 의한 독소의 공격이 전 세계를 향하여 시작된 것입니다.

 이에 편승하여 모든 육류의 생산도 공장화되면서 더 큰 비극의 씨앗이 생겨납니다. 더 많은 수요를 맞추기 위해 수많은 가축을 도축하게 되고 도축 후 남게 된 나머지의 처리가 또 다른 문젯거리로 등장합니다. 도축 후 잔여 부산물에 열을 가해 지방, 단백질을 회수하는 것을 렌더링(Rendering Works)이라고 합니다. 여기까지의 과정에는 문제가 없습니다. 그러나 여기에 패스트푸드 기름, 음식 찌꺼기, 안락사한 동물, 안락사 약품인 펜토바르비탈, 기생충 약들이 범벅이 되고 이를 사료로 만들어 이 사료를 사육용 소가 먹고 우리가 이것을 먹고 있습니다.

대량생산 농산물에는 제초제, 살충제, 살균제가 무자비하게 뿌려집니다. 공장형 축사에서는 성장촉진호르몬, 항생제로 버무려진 고기들이 생산되어 우리 식탁에 오르고 있습니다. 오염된 식물과 항생제, 호르몬 덩어리인 고기를 먹고 사는 인간 세상에 질병이 수없이 늘어나는 것은 어쩌면 당연할지도 모릅니다. 육류섭취가 인간에 유익하지 않다는 실험은 무수히 있었습니다. 이 중 실험이 아닌 우연한 사건에서도 인간이 육식에 적합하지 않다는 것을 증명하는 예가 있습니다.

제1차 세계대전이 일어나기 전, 덴마크인들의 주식은 돼지고기와 동물성 지방이었습니다. 이 시기에 연합군들에게 포위를 당하자 곡식과 물을 아끼기 위하여 전국의 소와 돼지를 강제 도축하고 육류 대신 밀기울, 빵, 채소로 연명하게 됩니다.

힌데드 박사는 1년이 지난 1918년 10월 육류섭취를 하지 않았던 이 기간의 사망률은 1,000명당 10.4명이었는데 그 이전인 1913년에서 1914년 사이에는 12.5명임을 발견하게 됩니다.

300만 명을 기준으로 2.1이라는 사망률의 차이는 6,300명이라는 생존자를 의미합니다. 즉 육류소비가 6,300명을 살해했다는 말입니다. 만약 현 대한민국의 인구를 5,000만 명으로 본다면 10만 5천 명이 육류섭

01 이론편

취 때문에 사망하게 된다는 의미입니다.

여기에 위에서 살펴본 공장형 축사, 대량생산형 농업이 더해진다면 얼마나 많은 사람이 보이지 않는 살인자에 의해 죽어가고 있는지 알 수 있을 것입니다. 육식이 독소 자체입니다.

이번에는 일상생활에서 자연스럽게 접촉하고 있는 독소를 알아보고 이 독소로부터 어떻게 하면 자유로울 수 있는지 알아보겠습니다.

2004년 6월 어느 날, EU 환경부 장관들의 회담장에 어느 비정부기구 사람들이 침입해 그 자리에 있던 장관들에게 오염물질의 위험을 증명해 보이겠다며 그들에게 채혈(採血)을 요구합니다. 그 채혈 결과는 놀라웠습니다. 장관들의 혈액에서 평균 37가지 화학성분이 검출되었으며, 그 중 대부분이 암, 신경퇴행성 질환, 불임을 유발하는 성분이었습니다. 그 후 유럽에서는 2020년까지 기업들이 사용하는 모든 화학물질이 인체에 무해하다는 사실을 강제로 증명해야 하는 REACH(registration, evaluation, authorization and restriction of chemicals, 화학물질의 양과 위해성에 따라 등록·평가·신고·허가·제한하는 EU의 신화학물질관리제도) 지침이 마련됩니다. REACH는 기업들에 천문학적인 금액의 부담이 될 것임이 명확합니다. 그런데도 이 지침이 비준된 것을 보면 가정과 직장과 사회의 우리 주변에 당연한 것처럼 자리 보전하고 있는 인공화학물질의 위해성을 재고해보지 않을 수 없습니다.

평범한 현대인의 일상을 살펴보겠습니다.

대부분 우리는 아침에 휴대전화의 알람을 끄면서 일어납니다. 그리고 가공 포장된 랩이나 플라스틱 밀폐용기에서 음식을 꺼내 조리합니다.

신선하다고 생각되는 옥수수, 콩과 참치 통조림, 햄소시지 통조림을 냉장고에서 꺼냅니다. 프라이팬에 감자를 볶은 후 식사를 합니다. 식사 후 생수로 입가심한 후 칫솔에 치약을 가지런히 바른 후 양치질하고 자동차를 이용하여 출근합니다. 그리고 컴퓨터 모니터, 자판과 씨름합니다. 비가 오는 날이면 방수 재킷을 입습니다. 그리고 저녁때 침대 매트리스에서 이불을 덮고 취침합니다.

그저 평범해 보이는 우리의 일상생활에서 무엇이 문제일까요?

휴대전화와 플라스틱 밀폐용기에는 플라스틱에 유연성과 탄력성을 제공하는 프탈레이트(phthalate)라는 물질이 들어갑니다. 프탈레이트는 생식기 기형, 비만, 당뇨병을 유발합니다. 칫솔, 컴퓨터, 자동차도 마찬가지입니다.

콩, 옥수수, 생수에는 농업용 살충제인 아트라진(atrazine)에 오염되어 있습니다. 아트라진은 농업용 살충제로 성(性)의 결정과 분화에 악영향을 미칩니다.

자동차 내 직물, 컴퓨터 등의 전자제품, 침대 매트리스에는 폴리브롬화디페닐에테르(PBDEs)가 함유되어 있으며 이는 갑상선호르몬의 교란, 기억손상, 청각장애, 정자 수 감소, 태아기형을 일으킵니다.

통조림은 비스페놀 A(bisphenol A)라는 에폭시수지로 내부가 코팅되어 있는데 유방암, 비뇨생식기 이상, 성조숙증, 제2형 당뇨병, 비만, 주의력 결핍, 과잉행동장애를 유발시킵니다.

프라이팬 표면은 퍼플루오로화합물(PFOA)로 코팅되어 있습니다. 이 물질은 잔류성이 매우 높은 화학물질로 반감기가 5년이 넘어 인체에 축적되기 쉬우며 이는 저체중 미숙아의 출산에 영향을 미칠 수 있습니다.

01 이론편

   과학 이전에 자연이 있었습니다. 이를 거부하고 콘크리트 빌딩과 일산화탄소와 탄산가스 안으로 들어와 자연과 멀어진다면 질병이 찾아오는 것은 당연한 결과입니다.

   현재 가장 큰 문제는 이러한 독소에 대한 너무도 부족한 지식과 기업들의 은폐입니다.

   그렇다면 이러한 사실을 알고 나서 우리는 어떻게 해야 하겠습니까?
대기업을 상대로 시위해야 하나요?
아니면 원시상태의 생활로 돌아가야 할까요?

   여기에 대한 답은 우리 스스로 할 수 있는 작은 실천들에 있습니다.

- 유기농 인증 식품을 구매합니다.
- 남은 음식을 보관하지 않도록 준비량을 조절합니다.
- 플라스틱보다는 사기, 유리 제품을 사용합니다.
- 표면에 코팅 처리된 프라이팬의 라벨을 확인합니다.
- 방염, 방수 처리된 옷보다는 면직물을 사용합니다.
- 안전한 생수인지 확인하고 정수기를 활용합니다.
- 화장품 사용을 자제합니다.
- 휴대전화 사용은 꼭 필요할 때 하며 취침 시 멀리 둡니다.

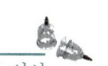

1969년 소련 상트페테르부르크대학(구 레닌그라드대학) 식물학과 교수 B.P. 로긴 박사는 식물들이 뿜어내는 테라핀류의 향기에는 인간에게 해로운 병균을 죽이거나 거담, 변통완화, 이뇨, 강장, 항히스타민 작용을 하는 20여 종의 물질이 있음을 발견하고 이를 피톤치드(phytoncide)라고 하였습니다. 파이트(phyt-)는 '식물', 사이드(cide)는 '죽이다'라는 의미로, '식물의 정기로 나쁜 기운을 죽인다.'라는 뜻입니다. 피톤치드는 해충, 곰팡이, 병원균을 없애는 작용을 합니다. 그런데 이 모든 것은 나무가 자신을 스스로 보호하기 위한 자기방어 작용이라는 중요한 의의가 있습니다. 말 못하는 나무들도 자기 몸에 침입하거나 주위에 있는 독소들에 대한 방어용으로 이러한 휘발성 물질들을 분비하는 것입니다.

소나무나 삼나무의 정기는 디프테리아균을 살균하고 전나무는 백일해 바이러스를, 떡갈나무는 결핵균과 콜레라균, 유칼리나무는 독감 바이러스를 살균하는 피톤치드를 발산합니다.

우리나라 민속에서도 신경통을 앓고 있는 사람은 버드나무 숲에서, 결핵을 앓고 있는 사람은 대나무 숲에서 수양하였습니다. 버드나무나 대나무에서는 살균작용을 하는 피톤치드가 발생합니다.

인간에게 피톤치드는 방부작용, 항균작용 외에도 신경계에 긍정적인 영향을 미칩니다. 부교감 신경계에 작용하여 심신의 안정을 주고 스트레스를 제거합니다. 체내로 들어와 간세포 내 효소활성을 높여 청량 효과를 주고 생리기능을 활성화시켜줍니다.

미셸 폴랑(Michelle Poulence) 박사는 사르데냐 섬 지역 중

01 이론편

 몇 곳의 ELI(extreme longevity index, 최대 장수 지수)가 놀랍도록 높은 사실을 발견하였습니다. 이 지수는 1880년에서 1900년 사이에 태어난 모든 100세 이상 노인의 출생 및 사망기록을 참고해서 작성된 것입니다. 1만 7,865명 가운데 91명이 100세 이상의 장수 노인이었고, 이 비율은 미국보다 30배나 높은 수치였습니다. 그는 장수 노인들의 수가 많은 지역에 초점을 맞추고 지도 상의 지역에 파란색 잉크로 동그라미를 표시하였습니다. 블루존이라는 명사는 이렇게 탄생되어 장수지역을 의미하는 대표어가 됩니다. 사르데냐와 함께 다른 블루존인 일본 오키나와, 캘리포니아 로마린다의 조사연구에서 장수의 비밀은 의학이 아니라 생활양식이라는 결론이 내려집니다. 문명과 과학과 현대의학에서 멀어진 곳이 의외로 장수한다는 것은 상당한 아이러니가 아닐 수 없습니다.

 또 다른 연구결과가 있습니다. 네덜란드 쌍둥이들을 대상으로 한 연구에 의하면 유전자가 인간의 수명에 관여하는 비율이 25%에 불과하며 75%는 생활양식과 올바른 선택으로 판가름나게 된다고 보고하였습니다. 블루존 사람들은 75세가 청년입니다. 질병이 적고 오래 삽니다. "건강한 수명"의 현장인 셈입니다.

 그러면 '어떻게 하면 장수하는가'는 '어떻게 하면 질병에서 멀어질 수 있는가'를 의미하고, 질병에서 멀어진다는 것은 질병의 원인인 독소, 혈액의 혼탁에서 자유로울 수 있는가에 대한 또 다른 답이 됩니다.

 이탈리아의 사르데냐 섬, 불사의 땅 오키나와, 캘리포니아의 로마린다, 코스타리카의 니코야에서 독소 생성이 최소화되었고, 생겨난 독소가 있더라도 자연적으로 사라지게 했던 그 지혜를 배워야 합니다.

독소와 혈액의 혼탁으로부터 멀어져 장수를 가능하게 했던 블루존 사람들의 일상을 통해 다음과 같은 답을 얻을 수 있습니다.

답 1 규칙적이고 강도가 약한 신체 활동을 꾸준히 하기

1주일에 5회 이상 30분에서 60분까지가 이상적입니다. 특히 요가는 노년골절의 주원인인 낙상을 균형감각의 유지로 줄여주고 근력유지, 유연성을 강화시켜주며 관절과 허리의 통증을 줄여줍니다. 또한, 사회적 지원과 정신적 중심지를 지원해 줍니다.

실천사항
- 걷기
- 텃밭 가꾸기
- 요가, 국선도 등의 심, 기, 신의 조화를 위한 운동하기
- 마음에 내키는 사람과 약속하기

답2 배가 고프지 않을 정도만 먹기

배부를 때까지 먹는 것보다 배고프지 않을 정도만 먹으면 섭취 칼로리를 줄이게 되며 자유라디칼(free radical) 때문에 세포가 손상되는 것을 줄여 줍니다. 또한 비만으로 인한 성인병을 예방할 수 있습니다.

실천사항
- 작은 밥그릇으로 바꾸기
- 기름으로 튀긴 음식 먹지 않기
- 오래 씹기

01 이론편

답3 육류와 가공식품 멀리하기

수많은 실험결과가 육류를 멀리했을 때 더 건강해지는 사실을 증명해 줍니다. 인체는 잉여 단백질을 저장하지 않습니다. 칼로리로 사용되고 난 여분은 피하지방에 저장됩니다. 우리 인체는 체중 1kg당 0.8g의 단백질을 필요로 하므로 콩을 포함한 견과류를 섭취하는 것만으로도 충분합니다. 특히 콩에서 기원한 두부는 완전식품입니다. 콩은 저칼로리일 뿐 아니라 단백질 함유량이 높으며 미네랄이 풍부하고 콜레스테롤이 없으며 아미노산과 피토에스트로겐(phytoestrogen)이라는 여성 심장 보호 성분이 함유되어 있습니다. 2003년 미국 식품의약국에 따르면 견과류는 포화지방과 콜레스테롤을 줄여 심장병 발병확률을 낮추어 준다고 합니다. 여러 연구보고를 통해 견과류는 혈중 콜레스테롤 수치를 낮추고 관상동맥질환 예방에 효과적임을 보고하고 있습니다. 식품에서 독소 대부분은 트랜스지방, 포화지방, 백설탕, 과량의 소금에서 발생합니다.

실천사항
- 육류 대신 콩, 두부 선택하기
- 간식 대신 견과류 먹기

답4 소량씩 적포도주 마시기

과음은 간, 뇌, 기타 장기에 치명적이며 암을 유발하기도 합니다. 그러나 적포도주에는 동맥 세정작용을 하는 폴리페놀이 함유되어 있어 매일 한 잔 이하로 조금씩 마시는 적포도주는 심장병 예방에 도움이 됩니다.

실천사항
- 1잔 이상 과음하지 않기
- 포도주 1잔에 견과류 안주 먹기

답5 목표설정하기

미국 국립보건원 지원에 따른 로버트 버틀러(Robert Butler) 박사의 연구에 의하면 65세 이상의 노인 중 아침에 일어나는 삶의 목표가 뚜렷한 사람들이 훨씬 장수하는 것으로 밝혀졌습니다. 2000년 1월 1일 이후 수많은 노인이 사망하였는데 새 천년까지 살아 보고 싶은 목적이 달성되었기 때문이라는 것입니다. 목적의식은 자유, 만족감, 즐거움을 주게 되어 일단의 근심, 걱정을 물리치기 때문입니다.

실천사항
- 인생목표를 설정하고 선언하기
- 자신의 인생목표를 터놓고 이야기할 수 있는 파트너 찾기

답6 명상하기

스트레스는 만성 염증의 주범입니다. 스트레스는 부상, 감염, 불안을 발생시킵니다. 적절하고 낮은 강도의 스트레스는 오히려 질병과 싸우거나 치료를 돕고 정신적인 충격에 완충작용을 합니다. 그러나 자기 중심적인 마음을 버리고 내면을 성찰하게 되면 모든 스트레스가 완화됩니다.

01 이론편

실천사항
- TV, 휴대전화, 컴퓨터, 오디오를 한곳에 모아두기
- 약속시간 15분 전에 도착하기
- 명상하기

우리 주변에는 독소배출에 뛰어난 효능의 배독음식이 많이 있습니다. 음식배독은 우리가 흔히 먹는 과일, 채소, 차를 이용하여 축적된 독소를 제거하는 효율적인 방법입니다. 그러나 각각의 음식들은 다른 효능을 가지고 있으므로 이를 활용하기 위해서는 음식배독 원리에 대한 숙지가 필요하며 여러 질환을 동시에 앓고 있는 환우나 난치성 질환 환우들은 전문 한의사의 지도가 필요합니다. 중국 최초 중의학 박사인 장량두오(姜良鐸)는 배독과 함께 보신을 위한 처방을 반드시 겸용하여 배독으로 인한 허약증을 보살펴야 한다고 강조하였으며 그와 더불어 평상시 먹고 있는 음식을 충분히 이해하여 독소배출의 수단으로 활용해야 한다고 강조하고 있습니다. 여기에 보충하여 체질별로 배독에 효과가 있는 과일, 채소를 정리하여 보았습니다.

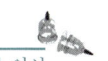

체질과 무관한 배독음식

*무화과(無花果)

무화과에는 비타민, 철분, 아연, 마그네슘, 나트륨, 망간이 함유된 영양 만점의 과일입니다. 특히 체내 지방을 분해하여 고혈압, 관상동맥경화에 유효하며 덜 성숙한 열매는 각종 종양에 효과를 발휘하고, 향기는 항암작용이 있어 간암, 폐암, 위암을 예방합니다. 『동의보감(東醫寶鑑)』에는 위장의 기능을 보강하며 설사를 멈추게 하는 효능이 기록되어 있습니다.

*키위

단백질, 지방, 칼슘, 철분, 비타민 C가 풍부하여 과일의 왕이라고 불립니다. 섬유질과 과산이 풍부하여 소화를 촉진합니다. 특히 육류의 소화를 촉진하고 위장 운동을 자극하여 장의 유해물질 배출에 효과적이며 면역력을 강화시켜 줍니다.

*양배추

수분 함량이 많고 필수 아미노산, 비타민 등이 함유되어 있으나 당과 전분 함량은 적어 당뇨, 비만 환자에게 적합합니다. 양배추는 체내에서 당이 지방으로 전환되는 것을 막아주어 비만, 고시혈증, 당뇨에 효과적이며 항궤양 작용과 살균 작용을 가지고 있습니다. 내재된 펙틴 성분은 장내 독소 배출에 뛰어난 효과를 발휘합니다.

01 이론편

태양인 배독음식

＊앵두(櫻桃)

앵두는 체내 독소와 오염된 체액을 배출하는 효능을 가지고 있습니다. 특히 신장과 대장의 배독에 가장 효과적입니다. 태양인에게 사용하였을 때 체내 독소를 피부를 통하여 배출시키는 효능이 있습니다. 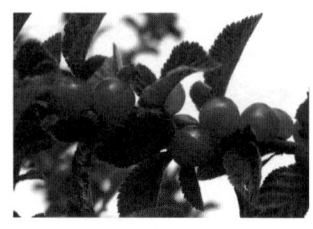『동의보감』에 따르면 비·위장의 기능을 도와 설사나 이질에 효과적이며 다량 복용해도 무해하면서 얼굴에 생기가 돈다고 하였습니다.

＊포도(葡萄)

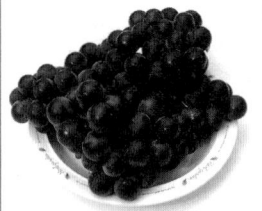포도의 성질은 달고 독이 없으며 기혈의 순환을 촉진시켜 저린 증상에 효과가 있으며 소변 장애를 개선시켜줍니다. 기운을 돋아주고 집중력을 높여줍니다. 배독 효과가 아주 뛰어나며 칼로리가 높은 편입니다. 간, 위, 장, 신장 기능을 활성화시켜 독소를 배출하게 합니다. 태양인이 섭취하면 비·위장에 작용하여 구역(嘔逆)을 멈추게 합니다.

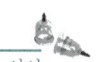

소양인 배독음식

*딸기

수분이 풍부하고 비타민 C 함량이 높은 편입니다. 주로 신장과 위장의 기능을 활성화시켜 독소를 배출합니다. 소양인에게 딸기는 간과 신장의 기능을 보강하여 활성화시키는 작용을 합니다.

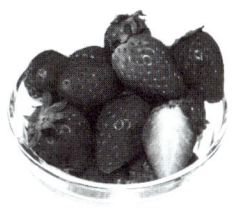

*수박(西瓜)

수박에는 다량의 수분과 아미노산, 당분이 함유되어 있습니다. 열을 내리고 갈증을 없애주는 여름 과일로서 늘하고 단맛이 납니다. 설사나 이질, 구강 내 염증에 효과적입니다. 특히 신장과 수뇨관의 독소 제거에 아주 적합합니다.

*바나나

바나나는 탄수화물, 섬유질의 함량이 높으며 성질이 서늘하고 장내 독소제거에 탁월합니다.

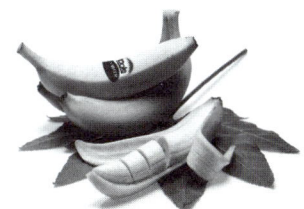

*오이(黃瓜)

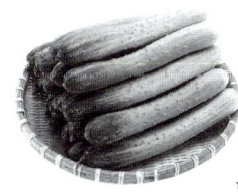

단백질, 당분, 비타민, 칼슘, 철분을 함유하여 체액을 형성하며 갈증을 해소하고 피부의 탄력성을 유지하게 합니다. 독소배출과 항종양작용, 신진대사 촉진작용 등의 효능이 있습니다.

01 이론편

*배추

수분, 단백질, 지방, 탄수화물, 섬유소, 비타민, 섬유질이 함유되어 인체 면역력을 강화시키고 콜레스테롤을 낮추며 혈관에 탄력성을 유지하게 합니다. 심혈관 순환계, 위, 장의 독소배출에 효과적입니다.

태음인 배독음식

*자두

위산과 위 소화효소 분비를 촉진하는 효능이 있어 위, 장의 기능 강화에 적합합니다. 갈증 해소와 진액 생성 작용을 가지고 있습니다.

*배(梨)

배는 성질이 서늘하고 달고 신맛이 납니다. 몸 안의 열을 제거해주어 가슴이 답답한 경우, 심장이 두근거리는 경우에 효과적입니다. 배에는 다량의 수분과 비타민이 함유되어 있습니다. 장을 부드럽게 하고 혈관을 깨끗하게 하여 심혈관을 맑게 해주고 암을 예방합니다.

*다시마(昆布)

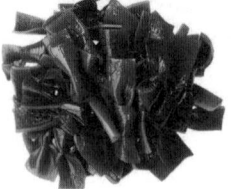

카로틴, 크산토필, 엽록소, 알긴산, 요오드, 비타민, 글루탐산염 등이 함유되어 있습니다. 콜레

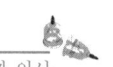

스테롤, 방사성원소 스트론튬, 오염된 체액, 장내 노폐물을 배출하는 뛰어난 독소제거능력이 있습니다.

*당근(鶴虱風)

비타민 A, 당분, 펙틴 등이 함유되어 비·위장을 튼튼하게 하고 장의 운동을 정상화시켜 줍니다. 특히 어떠한 채소보다 비타민 A 전구물질인 베타카로틴이 다량 함유되어 있는데, 당근 특유의 오렌지색은 바로 베타카로틴 때문입니다. 피부 노화를 방지하고 혈액순환 촉진, 노화방지, 독소배출에 효과적입니다.

*버섯

버섯에는 글루타민산을 포함한 아미노산, 여러 종류의 효소, 비타민, 포도당, 철분, 인, 칼슘이 함유되어 있습니다. 혈중 콜레스테롤을 낮추고 비·위장을 보강하며 항암 능력이 뛰어납니다. 신진대사 촉진작용을 통하여 인체 내 독소와 노폐물을 효과적으로 배출시킵니다.

소음인 배독음식

*사과(苹果)

사과에는 무기산, 섬유질, 칼륨, 비타민 C가 함유되어 있습니다. 콜레스테롤 수치를 낮추고 피로를 회복시켜주며 담즙분비를 촉진합니다. 특히 장운동의 활성화로 인한 장내 숙변제거에 효과적입니다.

01 이론편

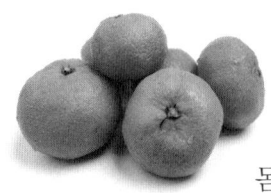

＊귤

비타민, 무기산이 함유되어 장내 독소배출, 알코올 해독작용이 뛰어납니다. 특히 소음인에게는 몸 안의 나쁜 습기를 제거하고 기를 순환시켜줍니다.

＊시금치(菠菜)

단백질, 비타민, 탄수화물이 풍부하게 들어 있고 비타민 A가 다량 함유되어 비타민 창고라고 불립니다. 베타카로틴에 의한 항암작용이 있고 유기산과 옥산산에 의한 요산 배출작용, 장운동 촉진작용을 하는 뛰어난 배독음식입니다.

＊미나리(水芹)

미나리의 성질은 차지도 덥지도 않으며 갈증을 없애고 정신을 맑게 하며 음주 후의 주독을 대소변으로 배출시켜줍니다. 부인들의 냉증과 소아의 다열증에도 효과를 발휘합니다. 미나리의 섬유질은 체내 노폐물을 여과하여 독소를 배출하는 효능이 있어 소음인의 해독, 배독에 큰 역할을 합니다.

＊토마토(番茄)

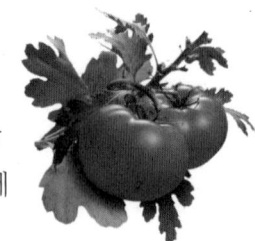

레몬산, 사과산, 비타민, 칼륨을 함유하고 있습니다. 특히 리코펜과 카로틴은 항산화 작용과 항암작용을 하는 것으로 알려져 있습니다. 비·위장의 기능을 강화하고 심혈관의 노폐물을 배출시키며 피부 진균에 대한 억제작용을 가지고 있습니다.

모든 동식물은 땅과 접촉해 있습니다. 땅은 음전하입니다. 모든 것을 받아들이고 정화시키고 자라나게 해주는 어머니와 같습니다. 나무가 땅에 뿌리를 박고 있으며 모든 식물도 땅에 뿌리를 내리고 있습니다. 모든 동물도 땅에 팔이나 다리를 접촉시키면서 새로운 에너지를 받아들입니다. 또한 불필요하게 받아들여져서 몸을 썩게 하는 전하를 소멸시키고 있습니다.

인간의 맨발 보행은 4백만 년에 걸쳐 이루어졌습니다. 땅과 접촉을 통하여 자연의 에너지를 받아들이고자 하는 진화의 결과입니다. 발바닥에 그 어떤 부위보다 신경 말단이 제곱센티미터당 1,300개에 이를 만큼 풍부한 것은 이러한 이유 때문입니다. 그런데 불과 2~3천 년에 편리성을 위주로 한 신발이라는 도구가 자연적인 항염증제, 수면촉진제, 면역제로부터 우리를 단절시키고 있는 것입니다. 최악의 발명품은 절연체로 만들어진 신발입니다. 고무나 플라스틱으로 된 신발을 신고 콘크리트나 목재로 지은 집에 살면서부터 치유에서 멀어지고 있는 것입니다.

막스 플랑크 연구소에서는 지구와 인간의 단절실험을 하였습니다. 실험 지원자들을 지구 전기장의 영향을 차폐시킨 지하방에 몇 달 격리시킨 후 체온, 수면, 소변, 생리활동을 관찰하였는데, 그 결과 실험 지원자 모두 부정맥, 수면장애 등의 자율신경장애를 나타냈으며 다시 지표면의 전기리듬을 보내자 정상적인 생리활동을 하는 것으로 나타났습니다.

2003년부터 2005년 대회까지 미국 사이클 대표팀에게 대회가 열리는 3주 동안 땅과 접지를 실시하였더니 선수들의 수면이 개선되고 통증이

01 이론편

줄어들었으며 건염(腱炎)이 사라지고 피로와 부상에서 빠른 회복을 보였습니다. 이러한 어싱(earthing) 효과가 알려지면서 수영, 미식축구, 철인 3종경기, 모터사이클 선수들이 일상적으로 이를 활용하고 있습니다.

어싱이란 지구 표면에 존재하는 에너지원을 우리 몸과 연결함으로써 공기 중의 전자기장, 양전하, 활성산소 등의 불필요한 모든 것을 소멸시키고 자연과 하나되는 것입니다. 정원의 잔디밭이나 집 앞의 땅을 발로 밟거나 나무에 기대서서 접촉하거나 맨발로 물속에 들어가기만 하면 됩니다. 어싱은 간단하고 기초적이지만 질병에 걸린 인간에게 치유를 선사합니다.

현대의학, 과학의 꽃은 유전자에 있습니다. 인간의 유전자에는 생명 유지에 필요한 모든 정보가 담겨 있습니다. 20세기 중반, 왓슨(James Watson)과 크릭(Francis Crick)에 의해 DNA 구조가 밝혀질 때만 하여도 유전자만 보면 질병을 예측하고 치료할 수 있을 것으로 생각했습니다. 그러나 결과는 실망적이었습니다.

2003년 완성된 인간게놈프로젝트는 인간의 유전자와 초파리의 유전자가 95% 일치할 뿐 단 몇 %만 차이가 있으며 유전자라는 것이 질병에 대한 결정적 인자가 아니라 한정된 조건이라는 사실이었습니다. 즉, 암의 발병이 유전자에 의해 결정되는 것이 아니라 발생될 수 있는 개연성이 높다는 것이었습니다. 그래서 이를 보충하려고 다시 등장한 것이 후성유전학(epigenetics)이라는 학문입니다.

후성유전학은 유전자지도에 있는 질병이 후천적인 조건에 의하여 발현될 수도 있고 오히려 섭생에 의해 이를 예방할 수 있다는 것입니다. 유전자는 세포의 핵에 존재합니다. 세포핵은 세포질로 둘러싸여 있습니다. 세포질은 세포를 둘러싼 혈액에 영향을 받습니다. 그러면 혈액의 청탁(淸濁)은 우리가 먹는 음식, 마음상태, 환경이 좌우합니다.

이를 정리하면, 우리가 맑은 음식을 섭취하면서 혈액의 혼탁을 제거한다면 질병 유전자의 발현까지 제어할 수 있다는 의미가 됩니다. 즉, 독소제거 프로그램이 유전자의 발현을 제어하여 질병을 치유하고 예방한다는 의미입니다. 과학이 현 상태의 수준까지 이르지 못하였을 때 고대 의학, 아유르베다 의학, 동양 의학을 미신이다, 비과학이다 하였지만 결국은 과학은 이를 증명해내지 못하였다는 사실이 그 방증이기도 합니다. 이렇듯 독소제거 프로그램이 인간의 생로병사에 미치는 영향은 과학을 넘어 지대한 것입니다.

독소가 제거되는 과정에는 기본적인 메커니즘이 있습니다.

메커니즘 1

흡선치유법, 단식, 온열치료, 아유르베다 등에 의해 시행되는 제독과정입니다. 이 과정에 의해 깊숙이 박혀 있던 독소는 조직세포에서 유리되어 대변이나 땀샘, 모공, 구토 과정을 통하여 외부로 배출되기 시작합니다.

메커니즘 2

메커니즘 1에 의하여 모든 독소가 외부로 배출되는 것은 아닙니다. 일부는 혈행(血行)을 따라 순환하다가 간의 효소작용에 의하여 수용성 분자로 변형된 후 다시 혈행을 따라 이동한 다음 신장에서 걸러져 소변으로 배출됩니다. 그러므로 독소제거 프로그램에는 반드시 간의 해독작용

01 이론편

이 원활히 이루어지도록 하는 배려가 필요합니다. 간의 원활한 기능을 위해서는 항산화제, 무기질, 비타민, 에너지의 공급이 필수입니다.

메커니즘 1과 2를 조절하고 조화시키는 것이 독소제거 프로그램의 핵심입니다. 이를 토대로 본다면 현미밥 위주의 식사를 하면서 흡선치유법을 시행하는 것이 얼마나 훌륭한 방법인지를 다시 한 번 확인할 수 있게 됩니다.

지금까지 동서양에서 다루어진 독소제거를 위한 다양한 노력을 살펴보았습니다. 여기에서 다음과 같은 결론을 얻을 수 있습니다.

첫째   자연과 가까워질 때 독소와 멀어집니다.
둘째   유기농 식품의 섭취가 중요합니다.
셋째   시비분별, 자기중심적 마음에서 벗어나야
      마음의 독소가 생기지 않습니다.
넷째   모든 질병의 원인인 독소를 제거하여
      진정한 치유를 얻는 길은 자연의학에서 찾아야 하며
      그 중심에 흡선치유법이 있습니다.

흡선치유법의 원리와 과학적 근거들

 질병의 가짓수가 많은 만큼 질병의 원인에 대한 수많은 원인론이 있었습니다. 만약 질병의 원인만 알 수 있다면 치료가 쉬울 것이고 방법 또한 정립되어 현재처럼 많은 환우가 고통의 삶을 살지 않아도 될 것입니다.
 질병은 살아있는 생명체에만 존재합니다. 비생명체는 그저 존재할 뿐입니다. 그렇다면 생명체와 비생명체의 차이점이 무엇인가를 살펴보면 질병의 원인을 찾을 수 있습니다. 생체(生體)와 사체(死體)의 차이는 바로, 살아 흐르는 그 무엇이 있고 없고 입니다. 바로 혈(血) 또는 진액(津液)의 유무인데, 생명의 근원이 바로 혈이므로 이것이 잘못되면 바로 질병에 걸리는 것입니다.
 그러면 생명의 근원인 혈(血)에 대한 동서양의 견해를 살펴보고 혈의 문제가 왜 모든 질환의 원인이 되는지를 살펴보겠습니다. 한의학의 최고(最古) 경전인 『황제내경(黃帝內經)』에는 "中焦受氣取汁 變化而赤, 是爲血"이라고 혈의 생성 근원을 밝히고 있습니다. 중초(中焦)란 비·위

01 이론편

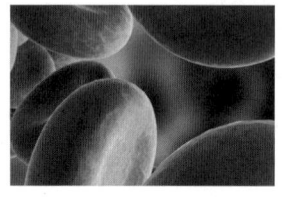
장을 의미하여 비·위장에서 섭취한 곡식과 폐를 통하여 들어온 맑은 기(氣)가 만나서 액상(液狀)으로 화한 것이 혈액이라는 의미입니다. 즉 곡식에 함유된 땅 기운과 하늘 기운이 합하여진 것이 혈액입니다.

『동의보감(東醫寶鑑)』외형편(外形編)에 보면 "血爲榮 … 和調於五臟 灑陳於六府 能立於脈也, 故 循脈上下 貫五臟 絡六府 … 血盛則形盛, 血弱則形衰矣"라고 기술되어 있습니다. 혈액은 영(榮)이 되어 오장을 조화롭게 하고 육부를 윤택하게 하며 혈맥으로 들어가 상하로 순환하니 혈액이 풍족하면 인체가 건강하여지나 혈액이 약해지면 몸이 병든다는 의미로, 결국 혈액이 건강의 요체이면서도 질병발생의 발원지가 됨을 명시하고 있습니다.

혈액의 손상(損傷)이 모든 질병의 원인이라면 '무엇 때문에 혈이 손상되며 손상된 것을 어찌하면 제거할 수 있을 것인가?'라는 궁극적 질문만이 남게 됩니다.

『동의보감(東醫寶鑑)』에서는 혈의 손상 원인을 "熱能傷血, 七情動血, 內傷失血"로 구분하고 있는데, 심적(心的)인 문제로 상열(上熱)되거나 염증이 발생하는 경우, 감정 조절에 실패한 경우, 부적절한 생활로 음양의 조화가 깨지는 경우에 혈이 손상된다고 보고 있습니다. 이렇게 손상되어 발생한 어혈(瘀血)은 혈액의 원래 기능을 발휘하지 못하면서 불순물의 역할을 하게 됩니다. 그래서 인류는 이를 제거하기 위하여 수많은 방법을 시도해 보았습니다. 그 중 하나가 물소 뿔이나 대나무 등으로 만든 원시 부항요법이었습니다.

기원전부터 현재까지 인류의 역사와 평행선을 그려왔다는 것만으로도 부항요법의 효과를 암시하고 있습니다. 현재까지 밝혀진 부항요법의 효능에 대한 과학적 근거로는 『체액의 산염기평형(acid base balance)에 미치는 영향』, 『피하일혈반(皮下溢血班)의 재흡수 과정에서 면역체 형성 영향에 의한 자가혈청작용』, 『피부면의 음압에 의한 부신피질스테로이드호르몬 생산에 관한 영향』, 『조혈계 자극으로 인한 조혈기능의 활성화』 등이 있습니다. 최근의 또 다른 지견에 따르면 부항요법 시술 후 백혈구의 현저한 증가가 보고되었습니다. 부항 치료 시 생성되는 수포액에 대한 연구도 있었습니다. 지원자의 수포액과 정상인의 세포외액·세포내액 중 Na^+, Ca^{++}, Cl^-, K^+, glucose, T-protein, T-cholesterol, triglyceride를 비교 분석하는 연구로 2005년 조선대학교에서 시행한 연구였습니다. 2005년까지 있었던 다른 연구와 비교하여 그 시도는 아주 훌륭하지만, 결과에는 큰 의미가 없었습니다.

여기에 몇 가지 문제점이 있었습니다.

첫째는 발포액의 성분검사가 일부 성분에 국한하여 시행되었다는 점입니다. 전해질이나 지방성분만 비교 분석하는 것보다는 전체 성분을 분석해야 발포액이 생리적인 물질인지, 비생리적 어혈인지를 파악할 수 있습니다.

둘째는 발포 조건으로 인체 3부분에만 부항을 부착하였다는 점입니다. 부항요법의 궁극적 목표인 체액을 정화하고 질병을 치료하는 것에는 부족함이 있습니다. 배수혈을 포함한 배부(背部) 전체에 흡착하여 시행하지 않은 것이 아쉽습니다.

그러나 이러한 시도가 더 나은 분석의 시금석이 되었다는 점에는 또

01 이론편

다른 의미를 주고 있습니다.

이러한 과학적 근거에 따라 『동의물리요법과학(東醫物理療法科學)』에서는 부항요법의 효과를 다음과 같이 정의하고 있습니다.

부항요법은 체표면에 음압(陰壓)을 작용시켜 비생리적 체액인 어혈을 제거하여 체질을 정화하고 질병을 치료하는 요법(療法)으로,

1) 가스교환에 의한 신진대사 및 혈액 정화, 그리고 모세혈관 확장에 의한 정혈 작용으로 혈액순환이 향상되며 영양소가 각 세포로 보내지고 노폐물이나 독소를 체외로 배출시킵니다.

2) 음압에 의한 흡착자극에 의하여 척추신경의 중추를 자극하여 흥분을 일으킨 신경은 안정시키고, 반대로 저하되거나 마비된 신경의 회복을 돕게 되어 통증을 완화시킵니다.

3) 자율신경계에 영향을 줌으로써 소화작용, 배변작용, 수면상태를 개선시킵니다.

피부는 총 면적 1.6~1.8m²이고, 체중의 약 7%를 차지합니다. 가장 바깥쪽부터 안쪽방향으로 표피, 진피, 피하지방의 3층으로 구성되어 있습니다. 표피는 피부결, 보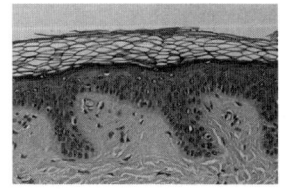습력, 피부색상을 결정하며 바깥쪽부터 안쪽방향으로 각질층, 과립층, 유극층, 기저층으로 구성됩니다. 진피는 유연성, 탄력성, 장력을 제공하는 피부의 결체조직으로서 상부의 유두진피, 하부의 망상진피로 구성되며 신경, 혈관 등이 분포하고 있습니다. 피하지방은 신체의 체온을 조절하고 영양소를 저장하여 에너지원으로 사용할 수 있게 되며 외부의

충격으로부터 완화작용을 하고 피부의 운동성을 향상시키는 작용을 합니다.

인체의 60~70%는 액상의 체액입니다. 이는 세포 내액과 세포외액으로 나뉘는데, 간질액과 혈장의 합이 세포외액이며 나머지는 혈구를 포함한 세포 내액입니다.

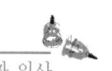

[세포외액(간질액+혈장) + 세포내액(혈구 포함) = 체액]

이 중 순수 혈액성분은 혈장과 혈구성분을 포함한 약 8리터로, 전체 체액 40리터의 약 1/8 정도입니다.

체액은 혈액으로부터 산소와 영양분을 공급받아 세포에 공급하고 세포는 이산화탄소와 노폐물을 혈액에 넘겨줍니다. 만약 인체가 심신의 과로로 오염이 된다면 일차적으로는 혈액이 오염되어 어혈이 형성될 것이며 전체 체액을 오염시킬 것입니다.

피부 내의 표피부속기로서 모발, 모공, 피지선, 조갑을 포함한 한선(汗腺)이 존재합니다.

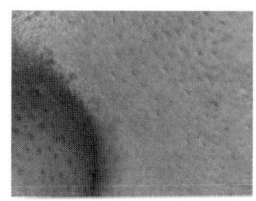

모공(毛孔, 털구멍)은 털이 자라나는 입구로, 피지선에서 분비하는 피지가 이 구멍을 통해 피부 표면으로 흘러나옵니다. 사춘기가 되면 호르몬의 양이 많아지고 이를 위해 모공이 커지게 됩니다.

한선(汗腺, 땀구멍)은 크게 아포크린선(apocrine gland)과 에크린선(eccrine gland)으로 구분합니다. 아포크린선은 겨드랑이, 성기 주변, 외

01 이론편

이도, 유두 주위 등 특정부위에만 분포합니다. 주요 기능은 동물에서는 영역표시, 성적 역할을 하나 인간에서는 불분명합니다. 에크린선은 점막과 성기, 조갑(爪甲; 손발톱) 상을 제외하고 약 160~400만 개가 전신에 광범위하게 분포합니다. 이 한선의 구조는 위치와 모양에 따라 분비부, 진피 부분, 표피 부분으로 나뉩니다. 분비부는 나선형의 분비관과 한관으로 구성되는데, 한관은 진피 부분에서 표피까지 이어져 피부 표면으로 열려 있습니다. 그런데 한선 주위에는 모세혈관이 그물처럼 둘러싸고 있으며 혈액으로 걸러진 노폐물과 물이 모세혈관에서 한선으로 보내져 땀이 생성됩니다.

발한은 체온의 상승이나 정신적 긴장에 의한 조건으로 시상하부 중추에 의해 발생합니다. 이때 분출되는 땀의 성분은 99%가 수분이며 약간의 염분, 미네랄 등을 함유합니다. 체온조절을 위한 한선의 분비는 5.5℃ 이상 외부와 차이가 있어야 발한이 이루어지는데, 부항에 의한 체표면의 상승은 1.2791℃이기 때문에 흡선치유법에서 나오는 물질은 땀이라고 할 수 없습니다. 또한, 정신적 자극에 의한 땀의 분비와도 전혀 다른 자극이므로 흡선치유법 시행 시 한선을 통하여 나오는 노폐물은 땀과는 전혀 무관하다 하겠습니다.

모세혈관은 내피세포로 된 내막만 가지고 있으므로 대단히 얇습니다. 직경이 6㎛, 두께가 1㎛이며 작은 구멍(pore)이 있어 혈액 중 단백질을 제외한 모든 액상 성분은 쉽게 모세혈관벽을 통과할 수 있습니다. 모세혈관은 조직이 필요로 하는 모든 산소나 영양물질을 충분하게 공급하지만, 반대로 모든 조직은 대사과정 중 형성된 노폐물을 모세혈관으로 이동시킵니다.

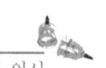

　모세혈관은 정맥과 동맥이 연접된 부위이고 동맥과 정맥은 뇌를 포함한 인체의 모든 조직에 분포해 있습니다. 그러므로 모든 인체의 장기와 조직은 모세혈관과 원칙적으로 연결되어 있으며 한선은 모세혈관의 공급을 받고 있습니다.

　한편 스탈링의 가설(Starling's hypothesis)에 따르면 모세혈관의 소동맥 부위에서 조직으로, 조직에서 소정맥 부위 모세혈관으로 액상 물질이 이동하는 데 필요한 압력차는 10mmHg입니다. 그런데 흡선치유법에 의해 발생되는 압력은 600mmHg이면서 40분에서 50분 동안 지속됩니다.

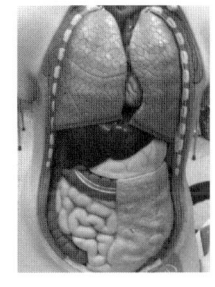

　이를 정리하면, 한선은 궁극적으로 전신의 오장육부와 연결되어 있으며 여기에 조직과 모세혈관 사이에 액체가 이동하는 데 필요한 충분한 압력을 장시간 흡선기를 통하여 작동시킨다는 의미입니다. 즉, 한선을 통하여 전신의 모든 어혈이, 모공을 통하여 간질액의 독소가 사라지게 되는 것입니다.

　앞에서 혈액이 인체에서 가장 중요한 작용을 하며 이것이 손상되면 바로 질병의 원인이 되므로 이 손상된 혈인 어혈을 제거한다면 모든 질병이 치유될 수 있다고 밝혔습니다. 피부나 근육, 조직의 얇은 부위, 오장육부의 일부 부위가 아닌 전신의 어혈, 독소가 흡선치유법으로 모조리 뽑혀 없어지므로 모든 질병은 치유될 수가 있는 것입니다.

01 이론편

> 질병은 갑자기 생기지 않는다.
> 날마다 조금씩 자연에 짓는 죄가 쌓여서 생긴다.
> 지은 죄가 많아지면 그때 갑자기 병이 생긴다.
> 히포크라테스

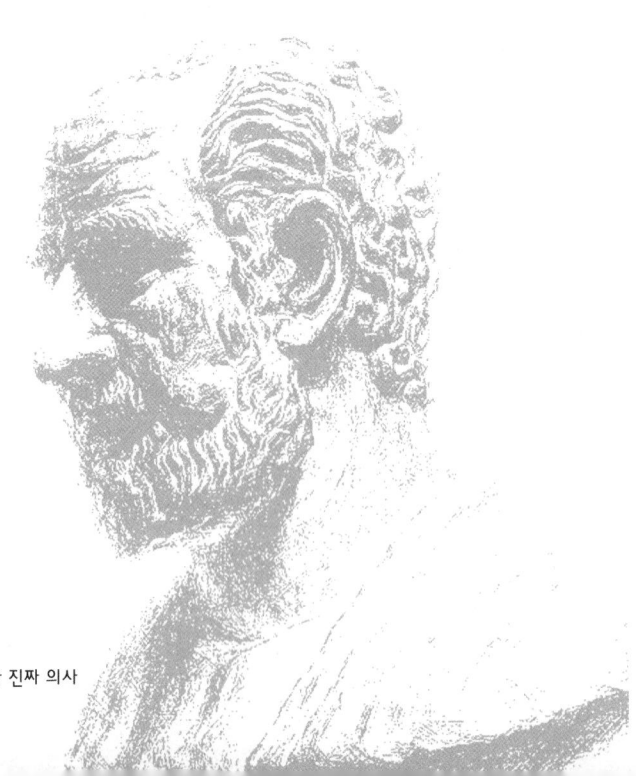

부항요법, 사혈요법, 발포요법, 흡선치유법의 비교

	부항요법	사혈요법	발포요법	흡선치유법
시술 방법 및 부위	건부항, 습부항으로 혈자리에 시술	습부항으로 질병에 관련된 혈자리에 시술	건부항으로 질병에 관련된 혈자리 또는 묘혈(墓穴)에 시술	건부항으로 배부(背部), 흉복부(胸腹部) 전체에 시술
부항 시술 개수	수개~ 수십 개	10개 이내	3~5개 또는 척추부위 10개 이하	50개 이상
시술시간	2~3분	20초 이내	60분	40~60분
한계점	난치성 질환에 적용이 곤란	체표의 어혈만 제거, 체내 심층 어혈은 제거 불가능	심층 어혈 일부만 제거 가능	급성 전염성 질환, 응급 질환에 적용이 곤란
문제점	일부 질환에 효과적	어혈뿐 아니라 정상 혈의 손실로 빈혈, 장기부전 발생	정확한 혈자리 취혈에 대한 곤란	시술시간이 비교적 김
어혈과 독소의 배출 통로	혈자리	모세혈관	혈자리, 아시혈	한선, 모공
장점			정상 혈의 손실이 적음	심층 어혈 제거 가능, 효과가 뛰어나고 모든 성인병에 적용 가능, 시술이 어렵지 않음

01 이론편

위의 4가지 방법은 모두 부항을 사용한다는 공통점이 있습니다. 그러나 타자기가 퍼스널컴퓨터의 한글2010으로 변화하듯이 더 효과적이고 어렵지 않은 방향으로 진화하게 됩니다. 전통적인 건부항, 습부항에 한계를 느낀 여러 의자(醫者)나 유학자(儒學者)들은 부항을 이용하되 다른 방편을 연구하게 됩니다.

가장 먼저 출현한 것이 (심천)사혈요법입니다. 질병의 원인이 혈행 장애이므로 혈행만 원활하게 하면 제병(諸病)이 치료된다는 원리를 도입하여 질병별 출처 불명의 혈자리 수 군데에서 사혈(瀉血)을 하는 방법을 도입합니다. 그러나 이 방법은 기존의 부항요법 중 습부항요법에 해당되어 기존 제도권에서 시행되던 것을 명칭만 바꾸었을 뿐 아니라 막대한 정상 혈의 손실을 초래함으로써 장기부전의 부작용이라는 문제점을 초래하게 되었습니다. 더구나 인체는 오장육부, 음양의 조화를 추구하는 전일체(全一體)임을 인지하지 못하고 부분적이고 단편적인 차원에서 접근법이 고안되었고 근시안적인 태생적 한계로 인하여 수많은 문제점과 논란거리를 생산하게 됩니다.

이 뒤를 이어 정상 혈의 손실을 최소화하면서 심층 어혈까지 제거할 수 있는 방법이 고안되는데 이것이 바로 발포요법입니다. 세간에서는 형렬발포요법이라고 불리고 있는데, 통처(痛處)나 오장육부의 묘혈(墓穴)에 2~3개의 건부항을 60분 정도 유관시키는 방법으로, 이 또한 제도권 한의학의 유관법, 다관법에 해당합니다. 다만 기존 부항치료 시 나타나는 수포반응을 확장시켰다는 것에 큰 의미가 있습니다. 그러나 질병 발생을 한 부분의 장기에 내재한 어혈로 인식하는 우를 범하고 있으며 그로 인해 치료에 한계점을 드러내었습니다.

그 후, 기존의 모든 의학적 방법, 사혈요법, 발포요법으로도 해결되지 않아 그저 죽기만을 기다려야 하는 절박한 한 유학자의 생명을 담보로 하는 생체실험의 결과로 흡선치유법이 탄생하게 됩니다.

난치성 디스크의 발생이 단순히 해당 부분 요추와 요추 사이 추간판만의 문제가 아니라는 것이며 전신의 어혈덩어리가 오장육부, 뇌, 척수, 근육, 뼈 마디마디를 약하게 한 결과가 가장 약한 부분부터 질병의 형태로 찾아온 것이므로 등 전체에 부항을 부착하여 독소를 제거해야 치유된다는 것이 이론의 핵심입니다.

질병의 원인이 전신의 '혈액 혼탁', '어혈'이라는 명확한 통찰에서 시작되었으므로 결과가 좋은 것은 당연합니다. 출발점부터 방향이 틀어지면 결과가 좋을 리 없는 것은 당연한 이치입니다. 서양의학이 객관성, 재현성이라는 과학을 바탕으로 주류 의학이 되었으나 교과서에 근거한 의학이론이 잘 맞지 않고, 동일한 질병에 걸린 사람에게 동일하게 치료가 진행되지 않으며, 수술 결과가 달라지면서 기존의 학문보다는 항상 새로운 학문이 정설이 되어 갑니다. 서양의학의 이론이 실제 임상에서 잘 맞지 않고 오히려 비과학적 실상이 드러나는 이유는 살아 있는 생명, 그 존엄한 전일체를 무시한 채 획일적으로 한 부분의 질병에만 매달려 동일한 치료를 하기 때문입니다.

또한, 무엇보다도 질병의 원인 관(觀)에 대한 심오한 통찰이 결여되어 있기 때문입니다. 세균을 죽이기 위해 항생제를 복용한 결과 세균은 죽어도 간 질환이 생기고, 통증 때문에 진통제를 복용해서 통증은 사라졌으나 위궤양이 생기고, 암세포를 죽이려고 방사선을 쬐었는데 정상세포

01 이론편

가 괴사되어 환자가 사망하는 일들이 전체 관에 대한 결여 때문이었습니다.

일부 전염성 질환을 제외한 대부분의 성인병, 난치성 질환에 효과를 보이는 흡선치유법은 우리 민족의 전통의학이라는 장점이 있습니다.

한식의 세계화,
K-POP의 유럽전파,
아시아를 넘어 세계의 주류를 형성하는 한류처럼
흡선치유법이 세계 의학의 주류(主流)가 되어
전 인류가 질병으로부터 자유로워지기를 기원합니다.

흡선치유법 3단계

　흡선치유법은 열상(裂傷), 골절, 화상, 장기파열 등 사고에 기인한 것과 일부 전염성 질환을 제외한 모든 성인병에 적용 가능합니다.

　모든 질병의 원인이 전신에 분포된 어혈(瘀血)이므로 이를 제거하는데 3단계의 과정을 거치게 됩니다. 흡선치유법 1, 2단계는 전체요법으로서 인체 내에 존재하는 모든 어혈을 뽑아내 뇌를 포함한 오장육부를 정상으로 회복시킵니다. 그 후 통증이나 불편한 증상이 남게 되면 3단계 치유법으로 부분적인 시술을 하게 됩니다. 중증 질환인 경우에는 3단계까지 시행해야 완치되지만 1단계 시술만으로도 상당한 효과를 보게 됩니다. 표면적으로 뇌가 병 들었다 하더라도 질병의 원인은 전신의 혼탁일 뿐 뇌 질환은 표면적 증상입니다. 그러므로 1, 2단계를 거쳐서 몸 전체를 치료하고 3단계로 뇌를 치료해야 완전히 치유가 되는 것입니다.

　흡선치유법은 시술 시 강도에 따라서 저치법과 속치법으로 분류됩니다.
　속치법은 수포를 콩알 크기까지 커지게 하여 노폐물을 신속하게 배출시키는 방법이며, 가장 일반적 시행방법입니다.

01 이론편

 저치법은 수포가 조금이라도 생기면 바로 흡선기를 제거하여 수포가 커지지 않게 하는 치료법입니다. 체력이 약하거나 가려움증, 통증에 민감한 환우들에게 적용합니다. 또한, 속치법으로 치유된 후 맑아진 몸을 유지하고 질병을 사전에 예방하는 방법입니다.

I. 속치법

 속치법은 3단계를 순차적으로 시행합니다. 질병 대부분을 가장 신속하게, 효율적으로 제거할 수 있는 획기적인 방법입니다.
 1단계는 인체의 체간 후면부를 시술하고, 2단계는 체간 전면부를 시술하며, 3단계는 질환부위를 시술합니다.

1. 속치법 1단계

 속치법 1단계는 흡선치유법에서 가장 중요한 시술입니다. 실제로 1단계 시술이 마무리되면 대부분 질환은 70~80%가 치유됩니다. 체간 후면부부터 시술하는 데에는 여러 가지 의미가 있습니다. 후면부에는 척추와 척추신경이 분포하고 있습니다. 대부분 사람들은 척추가 완벽하게 대칭을 이루지 못하고 있으므로 1단계 시술을 통하여 척추가 정립되어 혈관과 신경이 정상적인 기능을 수행하게 됩니다.
 또 다른 중요한 점이 있습니다. 한의학적으로 인체의 배부(背部)에는 뇌를 포함한 오장육부의 배수혈(背兪穴)이 배치되어 있습니다. 배수혈은 해당 장부와 경락에 의해 연결되어 있으므로 해당 장기의 이상 유무를 알 수 있습니다. 또한, 흡선에 의해 해당 장부의 노폐물이 분출되어 나오게 됩니다.

1단계 시술은 흡선기를 부착하여도 수포나 노폐물이 더 이상 나오지 않을 때까지 시행해야 합니다. 연령, 앓고 있는 질환, 몸의 혼탁 정도에 따라 10회 전후에서 마무리되기도 하나 수 십회까지 진행해야 하는 경우도 있습니다.

〈시술 전 준비물〉

1. 흡선기(100개 전후), 흡입기
2. 절단 솜
3. 대형 타올
4. 타이머 또는 시계
5. 소독용 알코올
6. 머리베개
7. 트라이 또는 바구니
8. 삼릉침
9. 카메라

〈시술순서〉

1 시술 시간인 40분 동안 엎드려 있어야 하므로 너무 딱딱하지 않은 침대나 보료를 준비하고, 그 위에 상의를 탈의한 환우를 엎드리게 힙니다. 그리고 흡입기에 타원형 1호 흡선기를 끼운 후 7번 경추부터 천골부위까지 척추선 중심을 따라 흡선기를 하나씩 붙여 나갑니다. 최초 부착 시 하나하나의 흡선기를 3회 정도 당겨주어 음압을 형성시킵니다.

01 이론편

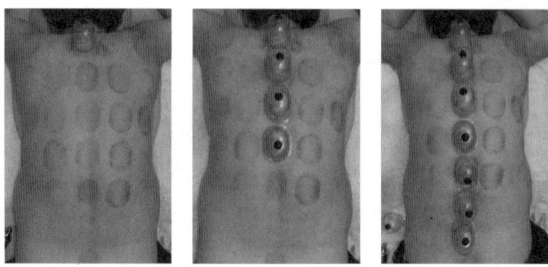

2 척추 중앙선에 흡착된 흡선기 좌우에 약 1cm의 간격을 두고 수직으로 한 줄씩 흡선기를 부착하여 인체 후면부 전체에 흡선기를 빼곡하게 붙여 나갑니다. 마지막으로 엉덩이 부위에도 흡선기를 부착합니다.

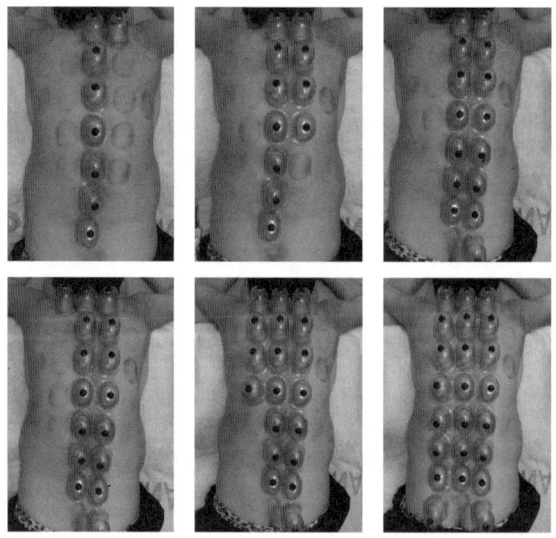

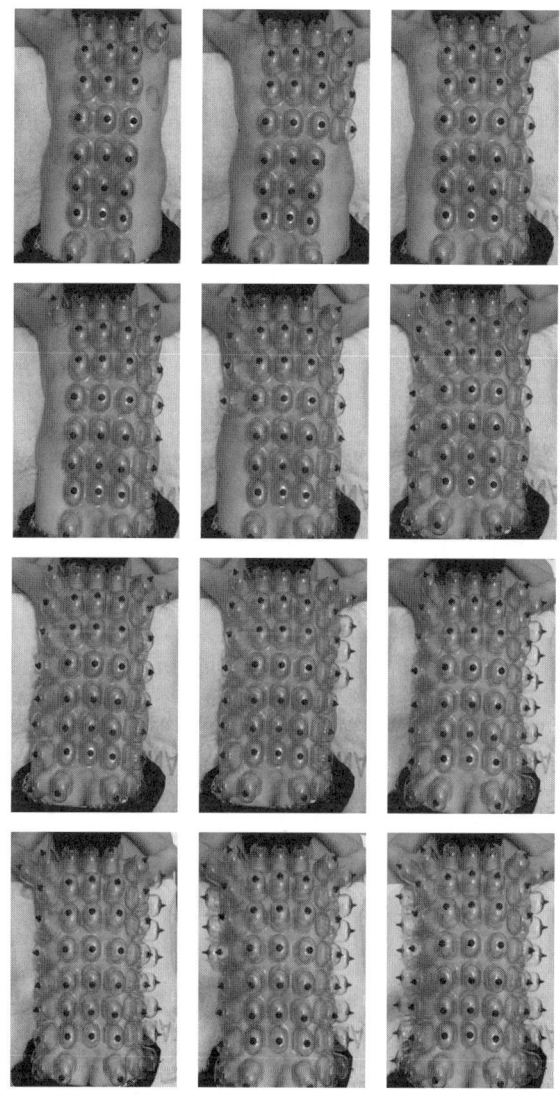

3 모든 흡선기를 부착한 시점을 기준으로 40분 한정 타이머를 작동 시킵니다.

01 이론편

4 10분 경과 후 제1회 증압을 실시합니다. 먼저 부착했던 순서대로 시행합니다.

5 20분 경과 후(다시 10분 경과 후) 제2회 증압을 실시합니다.

6 부착된 모든 흡선기를 주시하면서 하나라도 콩알 크기 이상으로 수포가 커지면 바로 그 흡선기를 제거합니다. 흡선기의 실리콘 패킹을 옆으로 젖히던가 누르면 공기가 빠지게 됩니다. 이 부분이 시술 중 가장 주의해야 할 사항입니다. 강한 음압에 의하여 체내의 노폐물이 한선으로 밀려 나오고 그 양이 많아 수포가 형성되는 것입니다. 즉, 수포는 노폐물의 단순한 통로 역할을 하는 의미이므로 크기가 더 이상 커지면 환우의 통증을 유발하게 되므로 주의해야 합니다. 그러므로 시술자는 시작 처음부터 시술 끝까지 흡선기 내부의 수포를 계속 관찰해야 합니다.

간혹 폐기가스가 흡선기를 뿌옇게 흐려놓는 경우가 발생하는데 이때 흡선기를 떼어 내어 내부를 잘 닦은 후 다시 부착하여 관찰을 쉽게 합니다.

수포가 출현하는 시간은 각각 다를 수 있습니다. 동시다발적으로 많은 흡선기에서 수포가 나타나기도 하는데 당황하지 말고 콩알 크기 이상의 수포가 나타나는 흡선기부터 음압을 제거하면 됩니다.

7 흡선기 내부에 젤 상태, 액체 상태의 노폐물이 가득 차는 경우가 발생하는데 흡선기 총 용량의 1/2 이상 차오르면 역시 떼어낸 후 노폐물을 제거하고 다시 부착하면 됩니다.

8 정해진 40분의 시간이 다 되면 모든 흡선기의 바람을 빼고 음압을 제거합니다. 그리고 흡선기가 자연 탈락되기를 기다립니다. 40분 이상 부착된 흡선기로 인해 피부가 융기되어 있으므로 자연히 가라앉는 시간이 필요합니다. 만약 이를 강제로 떼어내면 칼로 피부를 도려내는 통증이 발생하므로 주의해야 합니다. 이 부분이 둘째로 주의해야 할 사항입니다.

9 흡선기 제거가 마무리되면 결과지에 기록하고 사진을 찍어 둡니다. 향후 계속되는 시술에 중요한 참고자료가 되며 치료 종결 시기를 예측할 수 있습니다.

(단계 회 - 년 월 일) 수포 또는 노폐물 나온 부위 : O, 미부착 부위 : X							
L3	L2	L1	C	R1	R2	R3
			1			
			2			
			3			
			4			
			5			
			6			
			7			
			8			
			9			

10 발생한 모든 수포는 삼릉침을 이용하여 터뜨려 줍니다. 수포를 터트러 주는 이유는 이 터트려진 부분을 통하여 폐기가스와 노폐물이 배출되는 통로 역할을 하기 때문입니다. 주의해야 할 점은 수직으로 찌르지 말고 피부와 수평방향으로 삼릉침을 진입시켜 구멍을 낸 후 바로 그 경로를 따라 후진시키면 됩니다. 삼릉침을 진

01 이론편

입시켜 구멍을 낸 후 이를 들어 올리면 안 됩니다. 이 역시 피부에 상처를 주어 통증을 유발할 수 있습니다. 이후 절단 솜으로 수포를 살며시 눌러줍니다.

11 수포 정리가 끝나면 흡선기를 알코올 솜으로 잘 닦아 소독합니다.

12 위 사항을 2~3일 간격으로 하여 더 이상 아무런 수포나 노폐물이 나오지 않을 때까지 반복 시행합니다.

13 반복 시행으로 더 이상 반응이 없으면 흡선기와 흡선기 사이 공간에 위와 동일한 방법으로 시술합니다(흔간부위 시술).

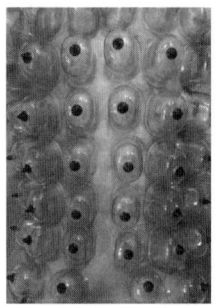

14 흔간부위 시술에도 더 이상 아무런 반응이 없으면 드디어 1단계 시술이 끝난 것입니다. 아마 이 시점이면 대부분의 사소한 질환들은 완치되고 난치성 질환들은 70~80% 이상 호전을 보일 것입니다.

* 흡선치유법 시술이 종료된 후 남는 흔적은 12개월 전후로 모두 사라집니다. 인위적으로 받은 상처, 수술자국, 불에 덴 상처는 평생을 가지만, 내 몸을 나 스스로 치유하기 위해 낸 상처는 빨리 아물고 흔적 또한 남지 않게 됩니다. 오히려 시술 전보다 탄력 있고 건강한 피부로

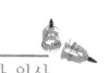

다시 태어납니다. 아래 사진은 첫회 시술 후와 18개월 후의 사진입니다. 미용 문제로 시술을 미루는 분들에게 도움이 될 것입니다.

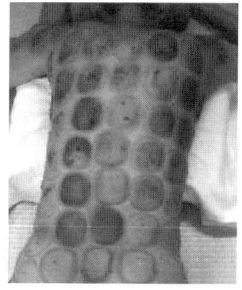 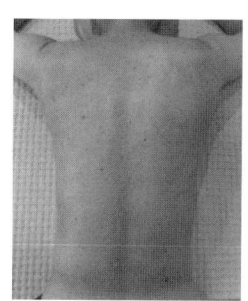

첫회 시술 후   18개월 후

2. 속치법 2단계

속치법 2단계의 시술부위는 체간 전면부입니다. 1단계 시술과 동일한 방법으로 시술하되 유두, 겨드랑이, 배꼽은 제외합니다. 보편적으로 보면 1단계 시술 횟수의 1/2 전후를 예상하면 됩니다.

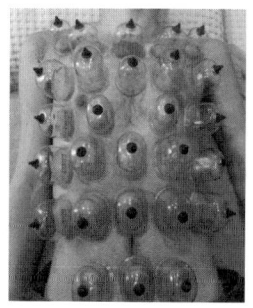

01 이론편

3. 속치법 3단계(분치법)

 1, 2단계로 체내의 모든 노폐물이 제거되고 나면 질환 대부분은 치유됩니다. 다만 머리, 경항(頸項), 사지, 항문, 전립선의 국소 부분에 질환이 남아 있으면 이 부분에만 흡선기를 부착합니다. 시술 시간은 30~50분으로 하되 하나라도 수포가 발생하면 역시 흡선기를 제거해야 하며 2~3일 간격으로 더 이상 반응이 없을 때까지 시행하면 됩니다.

 〈머리〉

 인체는 유기적으로 연결되어 있습니다. 만약 내부에 어떤 문제가 발생하면 인체는 내면의 소리를 내게 되는데, 이 소리에 귀를 기울여야 합니다. 만약 이를 무시하면 나중에 큰 병이 발생합니다.

 특히 뇌 부위는 지방질이 가장 많은 부분입니다. 뇌 어느 부위에 독소로 인한 문제가 생기면 이를 배출하기 위해 해당 상부의 모공이나 땀샘이 과활성화됩니다.

 만성 두통, 뇌졸중, 파킨슨병, 뇌진탕, 뇌종양 환우의 머리를 전면에서 후면으로 마치 바둑판처럼 손으로 눌러보면 아픈 부위가 나타납니다. 한의학에서는 이를 아시혈(阿是穴)이라 하는데 이 부위를 제모하고 바셀린을 바른 후 흡선기를 부착하면 반드시 이 부위에서 거품, 노폐물, 폐기가스, 혈사(血絲)가 배출됩니다.

 환우의 체력을 고려하여 5~7일에 한 번씩 시행하면 매우 효과적입니다. 다만 이 부위의 시술은 체력 소모가 많으므로 무리하게 시행하지 않

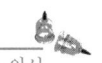

아야 합니다. 또 하나 주의할 점은 증압 시 통증이 유발될 수 있으므로 환우와 대화를 나누면서 압력의 적정치에 세심한 주의를 기울여야 합니다.

수십 년 전 남편에게 몽둥이로 머리를 수차례 구타당한 한 할머니는 머리가 좌우로 흔들리면서 시도 때도 없이 몰려오는 편두통으로 고생해 왔습니다. 여러 곳에서 치료하였으나 전혀 반응이 없어서 포기하고 살아가던 중 우연히 여기에서 치료하면 나을 것 같다는 생각이 번뜩 들어 오시게 되었는데, 얼굴 전체가 어혈반응으로 자색으로 뒤덮여 있었고 양쪽 눈과 좌측의 편두통을 호소하였습니다.

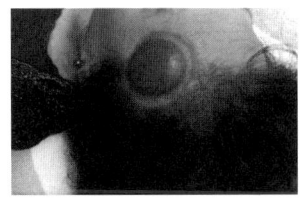

아시혈을 찾아보니 좌측 귀 위측, 태양혈 좌측이었습니다. 이 부분을 제모하고 흡선기를 부착하니 10분 후 눈이 맑아지고 통증이 사라지며 30분 후 흡선기를 제거하니 편두통이 사라졌다 하면서 좋아하셨습니다. 그 후로도 수차례 내원하여 치료하였습니다.

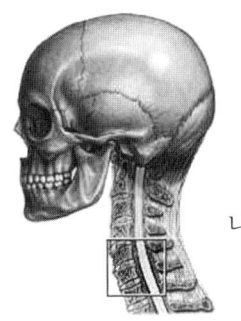

〈경항〉

목 디스크 발생 시 본 치유법은 가장 빠른 치유작용을 나타냅니다. 서양의학에서는 돌출된 디스크를 외과적 수술이나 레이저 수술, 내시경 수술로 제거합니다. 그러면 통증이 일시에 줄어들게 됩니다. 그러나 잘라낸 만큼 그 부위는 약해지는 결과가 되어 다시 재발하는 경우가 많습니다. 더 문제점은 재발 시 자연적인 치료가 불가능하며 치료 시 명현반응이 심하게 발생합니다. 자

01 이론편

연요법으로 본래의 건강한 상태로 돌아가려 해도 이미 잘라내버려 정상 상태로 회귀할 수 없기 때문입니다.

이때 문제가 되는 경추 부위를 중심으로 흡선기를 전후 좌우에 붙여서 시행하면 반드시 그 부위에서 수포와 노폐물이 형성됩니다. 아무것도 나오지 않을 때까지 시행하면 완치됩니다.

교통사고로 목과 머리 부위를 심하게 다친 한 환우는 병원의 영상검사에서 아무런 이상이 없어 퇴원하게 되었지만 매일 심한 경추부 통증과 머리 통증으로 고통 속에서 살고 있었는데 본 치유법을 시행하자 7경추 부위 전후 좌우에서 엄청난 양의 노폐물이 끊임없이 흘러나왔습니다. 저자 역시도 내심 놀랄 정도였습니다. 수십 회를 시행하자 그러한 통증이 말끔히 사라지게 되었습니다.

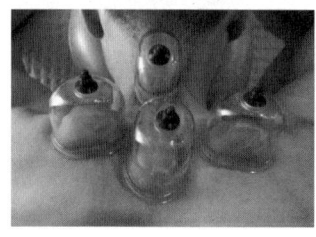

검사상 이상이 없는 것을 중심으로 할지 통증을 호소하는 환우의 고통을 중심으로 할지 고민스러울 때가 있습니다. 이때 중심점은 환우 몸이 나의 몸이며 그의 고통이 나의 고통임을 가슴에 새기면 됩니다.

아침에 자고 일어나서 갑자기 목이 돌아가지 않는 질환을 항강증(項强症)이라 합니다. 심한 경우에는 머리를 전혀 돌리지 못하므로 운전을 하지 못하고 윗사람을 만나도 고개가 잘 숙여지지 않습니다. 이럴 때 7경추 대추혈 전후 좌우로 흡선기를 부착하면 바로 좋아집니다. 편도선, 갑상선, 후두 부위의 질병도 동일하게 치료하면 됩니다.

〈사지〉

오십견은 3단계 치료로도 어느 정도 치유 가능합니다. 오십 전후로 어깨를 많이 사용하거나 선천적으로 어깨관절이 약한 분들에게서 발생하는데, 퇴행성이라고 하여 치료가 불가능하다고 여겨지고 있습니다. 그러나 살아서 생명활동을 유지하고 있는 생체

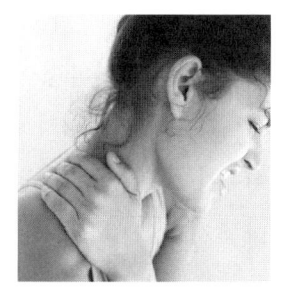

는 100% 연골이 퇴행하여 없어지지 않는 한 그 관절부위에 있는 어혈, 담음 덩어리가 없어져 맑은 환경이 되면 재생이 이루어져 그 나름의 기능을 수행하게 됩니다. 이를 가능하게 하는 것이 흡선치유법 3단계입니다. 아주 완고하여 전후 좌우 위아래로 움직이지 않는 경우를 제외하고는 대부분 10~15회 전후의 시술로 호전됩니다.

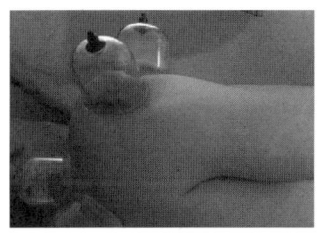

무릎의 관절염은 오십견보다 다소 시간이 소요됩니다. 어깨는 체중에 영향을 받지 않지만 무릎은 체중의 영향이 크고 활동에 더 많이 사용되기 때문입니다.

수족관절 상하의 담핵(痰核)은 가장 작은 흡선기를 30분 전후 흡착해 놓으면 수포나 노폐물이 쏟아져 나오면서 작아집니다. 크기에 따라 수 차례 반복하면 사라지게 됩니다.

〈항문〉

치질이란 항문이나 주위 조직의 정맥이 부어오르면서 발생하는 질환을 통칭합니다. 항문 주위 외부 정맥의 부종은 외치질, 내부 정맥의 부종은 내치질이라고 합니다. 치질은 변비로 인해 배변할 때 무리한 힘

01 이론편

을 주기 때문에 발생합니다. 비만인 경우에도 과
도한 압력이 부하되어 위험성이 높아지며 임신
중 복강 내 압력이 높아져 임신 중 치질이 발생
합니다. 백미를 버리고 현미식을 하면서 식이
섬유가 풍부한 오이, 말린 무, 채소, 과일을 섭취
하고 하루 3~5컵의 물을 자주 마셔주어야 합니다.

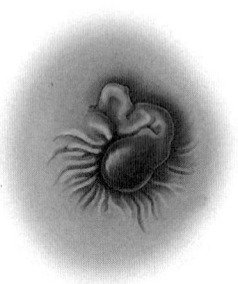

  치질은 3단계 분치법으로 치료합니다. 엎드린 자세를 취하게 한 후
흡선기 2호를 사용하여 증압시킵니다. 처음에는 약간의 노폐물이 나오
나 횟수를 거듭할수록 양이 증가하다가 어느 시점부터 줄어들고 나중에
는 전혀 나오지 않게 되는데 이때가 완치되는 시점입니다. 수술요법보
다 훨씬 경제적이고 재발이 잘되지 않습니다. 다만 식생활 개선을 통한
생활습관의 변화가 유지되어야 합니다.

〈전립선〉

  여성들이 폐경기로 인한 갱년기장애증후군을 앓
는다면 남성들은 전립선 질환으로 고생하기도 합니
다. 전립선은 방광 목 부위에서 요도를 감싸고 있는
밤톨만한 기관입니다. 전립선 내에서 정낭에서 나오는
정액의 도관과 방광에서 나오는 요도가 합류됩니다.

  전립선 염증은 대부분 만성 염증이며 생식기 부위 통증, 사정 시 통
증, 잦은 소변, 소변배출 시 통증이 나타납니다.

  전립선비대증은 50대 이후 호발하며 전립선 크기가 커져 요도를 압박
하고 뒤틀리게 하여 소변을 자주 보게 되고, 소변 보는 데 시간이 오래
걸리며 소변줄기가 가늘어지게 됩니다. 심하면 방광결석, 신부전까지

진행될 수 있습니다.

전립선암은 이 부위의 악성종양인데 고령이면 진행이 매우 더디므로 전이만 되지 않으면 우선 경과관찰을 하나 젊은 연령에서는 진행이 빠르고 전이가 되어 예후가 좋지 않습니다. 대부분의 서양의학적 치료가 수술요법인 절제술을 시행하게 되나 요실금, 발기부전이 나타나게 됩니다. 전립선 질환의 원인 또한 단지 '혈액의 혼탁, 어혈, 독소'이므로 흡선기 2호를 고환과 항문 사이(회음부위)에 흡착시키고 유관하면 독소가 빠져나와 점차 쾌유됩니다.

II. 저치법

수포 때문에 발생하는 가려움증, 통증, 반흔(瘢痕)으로 불편한 경우 저치법을 시행합니다. 체력이 약한 허약자, 노약자, 민감성 피부, 젊은 여성에게 적합합니다.

속치법과 동일하게 시술을 하되 수포가 좁쌀만 하게 올라오면 바로 그 부분의 흡선기를 제거하는 방법입니다. 이때 피부 표면으로 올라온 노폐물들은 모세혈관을 통하여 신장으로 유입된 후 소변으로 배출됩니다.

1. 속치법과 동일하게 시행하되 맨 처음에는 체간 후면부를 시행하고 5일 후에는 체간 전면부를 시행합니다. 이러한 방식으로 반복합니다. 이 방식으로 시행하면 같은 부위를 시행하는 데 10일의 간격이 생기며 이 기간에 피부로 끌어올려 진 노폐물이 소변으로 배출됩니다. 저치법을 시행하면 노폐물이 배출되어 소변 색깔이 노랗게 변함을 알 수 있습니다.

01 이론편

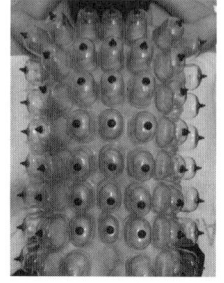 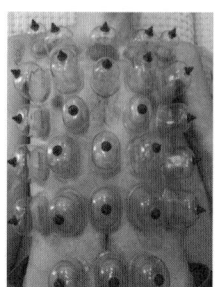

2 이렇게 30일 동안의 일정을 3개월간 반복하면 치료가 마무리됩니다.

흡선치유법 시행 시 나타나는 반응들

흡선치유법을 시행하면 다양한 반응들이 나타납니다.

색소반응, 가스반응, 응고반응, 자반반응, 수포반응, 압통반응, 명현반응, 현훈 및 탈력감반응, 감염반응 등이 시행과 동시에 나타납니다. 이 중 현훈 및 탈력감, 감염 등은 부작용 범주에 해당하며 기타 반응들은 정상적인 반응입니다.

〈색소반응〉

색소반응이란 흡선기를 부착한 피부 표면에 나타나는 피부색을 말하는 것으로, 질환의 경중과 경과 예후를 판별하는 기준이 됩니다.

Grade Ⅰ : 홍색(紅色)

Grade Ⅱ : 적색(赤色)

Grade Ⅲ : 적자색(赤紫色)

Grade Ⅳ : 자흑색(紫黑色)

이러한 색소반응의 차이는 신체 내부의 혈액 중 산성 혈액이 많을수록 진한 색으로 나타나고, 해당 질병과 유관한 경락부위에서 더 짙은 반

01 이론편

응이 나타나는 것으로 알려졌습니다. 특히 어혈이 심하면 색소반응이 더욱 진하게 나타나며 증세가 호전됨에 따라 어혈반의 색깔도 맑아집니다. 한 번 나타난 색소반응의 흔적들은 시술이 종료된 1년 전후에 소멸됩니다.

〈가스반응〉

가스반응은 뇌, 오장육부를 포함한 체내 깊숙한 노폐물이 분출하기 전후에 나타납니다. 마치 화산이 폭발하기 전 가스분출이 이루어지듯이 흡선기를 뿌옇게 흐리게 합니다. 가스반응이 있다는 것은 그곳에서 곧 노폐물이 나올 수 있다는 의미이기도 합니다. 또한, 1회 이상 시술이 끝난 다음 시술 시간이 아니더라도 그 다음 시술까지 보이지는 않지만 가스분출이 이루어집니다.

예민한 후각을 가진 이들은 흡선치유를 받는 환자에게 근접하면 땀 냄새보다는 약하면서 계란이 오래되어 부패한 느낌의 특유한 냄새를 경험하게 됩니다. 이 역시 환자의 질병 상태에 따라 다르게 나타나는데, 2단계까지의 시술이 끝나면 모두 소멸하게 됩니다.

〈압통반응〉

압통반응은 시술 과정 중 흡선기 부착부위에서 부위별로 통증을 느끼는 것입니다. 이 반응은 시술부위 하부에 비생리적인 체액이 많을수록 강하게 나타납니다. 반면 정상부위에서는 압통반응을 거의 느끼지 못합니다. 시술이 거듭될수록 압통반응은 점점 감소되고 질병이 회복되어 갑니다. 그러므로 압통반응이 있다고 시술을 중단해서는 안 되며 지속적인 시술을 하는 것이 원칙입니다.

〈응고반응〉

응고반응이란 흡선기를 부착한 표면의 모공이 커져 마치 딸기 표면과 같은 형상을 나타내는 것으로서 정상적인 반응에 속합니다. 흡선기 부착 하부나 연관 경락에 비생리적인 물질이 있음을 의미하며 추가적인 시술이 이루어지면 이 부위에서 가스반응, 수포반응이 나타납니다. 주로 견배부나 요부에서 잘 나타납니다.

〈자반반응〉

일반적이지 않은 반응으로 자반반응이 있습니다.

자반반응은 흡선기 제거 후 부착 표면에 손가락끝 크기만 한 과립상(顆粒狀) 결절이 나타나는 현상으로, 표면부의 근육질환, 피부질환이 있을 경우에 나타납니다. 호발부위는 사지의 내·외측입니다.

〈수포반응〉

수포반응은 흡선치유법의 가장 특징적인 반응입니다. 피부 표면에 일정한 음압이 작용하면 표피 상의 분압차에 의하여 수포액이 투명층까지 나타나는 현상입니다.

수포반응은 어느 부위에서나 나타나는 것이 아니며 질환과 연관된 부위에서만 나타납니다. 대다수의 한의사가 수포반응이 정상반응임에도 이를 부작용으로 오인하여 치유의 한 축으로 응용하지 못하고 있었습니다.

이 반응은 흡선기 내부 압력이 600mmHg 정도로 5분 이상 시행 시 문제가 있는 부위에서 나타나게 됩니다. 여기서 수포의 생성 자체보다 수포의 역할에 더 큰 의의가 있습니다. 수포는 체내 깊숙이 숨어 있는

01 이론편

어혈 덩어리가 나올 수 있는 통로 역할을 합니다. 그러므로 크기의 대소는 사실상 큰 의미가 없습니다. 오히려 수포가 콩알 크기 이상으로 커지면 쓰라림이라는 또 다른 통증을 유발할 뿐입니다.

2000년 의학사에서 흡선치유법의 기념비적 의미는 바로 다수의 흡선기 부착과 이를 장시간을 유지하여 시행하였다는 것 그리고 그 결과 분출되는 수포가 노폐물의 통로 역할을 할 수 있도록 관리하였다는 것입니다. 수포는 콩알 크기 이상 커지지 않게 관리해야 합니다.

이 부분을 관리하지 못하면 염증반응이 일어납니다. 또한, 환우의 손톱은 퇴화하여 색깔이 변색되는데 이 부분을 포함하여 짧게 잘라주어야 합니다. 소양감에 의한 긁적임으로 부정적인 반응이 일어나기 때문입니다.

〈명현반응〉

명현반응은 치유하려는 기운과 이전에 있었거나 현재 있는 질병과의 상호작용에 의하여 발생합니다. 과거나 현재의 질병이 위중할수록 그 반응은 크고 길게 나타납니다.

예를 들면 과거에 교통사고로 목과 머리를 다친 적이 있었습니다. 그때 큰 근육과 뼈 등에 이상이 발견되어 치료가 이루어지지만, 작은 신경과 근육, 인대 손상, 이로 인한 다량의 어혈 등은 방치된 상태입니다. 또한, 손상된 곳이 완전히 치유된 것이 아니라 불완전하게 유합되면서 여기에 어혈의 흔적이 남게 됩니다.

이런 상태에서 흡선치유법이 적용되면 정상조직에 붙어 있던 잠재된 어혈 덩어리들이 한선을 통하여 쏟아져 나오게 됩니다. 정상조직에 단단히 붙어 있던 어혈들이 나오게 되므로 분리과정 중에 통증이 나타납

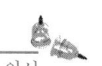

니다.

또 다른 기전은 치유하려는 기운과 이전에 있었거나 현재 있는 질병의 상호작용이 강도가 지나치게 커서 현재 환우의 체력을 상회할 때 나타납니다. 마치 평소 등산을 하지 않아 근지구력과 심폐기능이 약한 사람이 무리하면 그다음 며칠 몸살을 앓는 것과 같습니다.

그래서 삼경(三經)의 하나인 『서경(書經)』에서도 "若藥不瞑眩 厥疾不瘳.(만약 약이 명현반응이 없으면 그 병이 낫지 않는다!)"라고 언급하고 있습니다. 그러나 이를 지나가게 되면 다시 회복되면서 치유가 일어나는 것과 같은 이치입니다.

이와 같이 명현반응은 일종의 치유반응이므로 환우의 기력상태와 심리상태, 질환상태를 관찰하면서 음압의 강도, 지속시간, 휴지기간을 적절히 고려해야 합니다. 다만, 정상반응이므로 상황에 맞게 조절하되 시술이 중단되어서는 안 됩니다.

〈현훈반응, 탈력감반응〉

현훈반응(어지럼증), 탈력감반응(피로, 무력감)이 부작용인지 정상반응인지는 아직 논란의 여지가 많습니다. 그러나 앞의 명현반응처럼 환우의 기력상태에 따라 적절히 휴식기를 거치면서 이러한 반응들이 줄어들도록 해야 합니다.

흡선치유법의 궁극적 목적이 질병 치유인데 치료 과정 중 또 다른 질병이 발생함은 옳지 않으며 오히려 환우에게 고통만 더해주기 때문입니다. 또한, 현훈반응과 탈력감반응이 흡선치유법의 직접적 원인인지도 살펴보아야 합니다. 부작용에 대한 정의는 시대나 상황에 따라 달라질 수 있으므로 의도적으로 유도한 반응인지, 불필요한 반응인지, 흡선치

01 이론편

유법에 의한 반응인지를 현명하게 판단하여야 합니다.

〈감염반응(염증반응)〉

현재까지 흡선치유법을 통하여 치유한 환우들에게서 감염에 의한 염증반응이 보고된 경우는 한 번도 없었습니다. 흡선치유법을 시행하면 인체 내부에 존재하던 가장 오염된, 가장 탁한 물질이 나오게 됩니다. 이 정도의 탁한 물질에는 세균조차 서식하기 힘든 환경이므로 염증반응을 일으키기 어렵습니다. 다만 가려움증을 참지 못하여 손 이외의 물건으로 긁거나 길게 자란 손톱으로 긁어 문제가 발생하는 경우에는 2차 감염에 의하여 염증이 발생할 수 있습니다. 가려움증에 대한 가장 훌륭한 대처방안은 원적외선을 쬐거나 따뜻한 물로 샤워하는 것입니다.

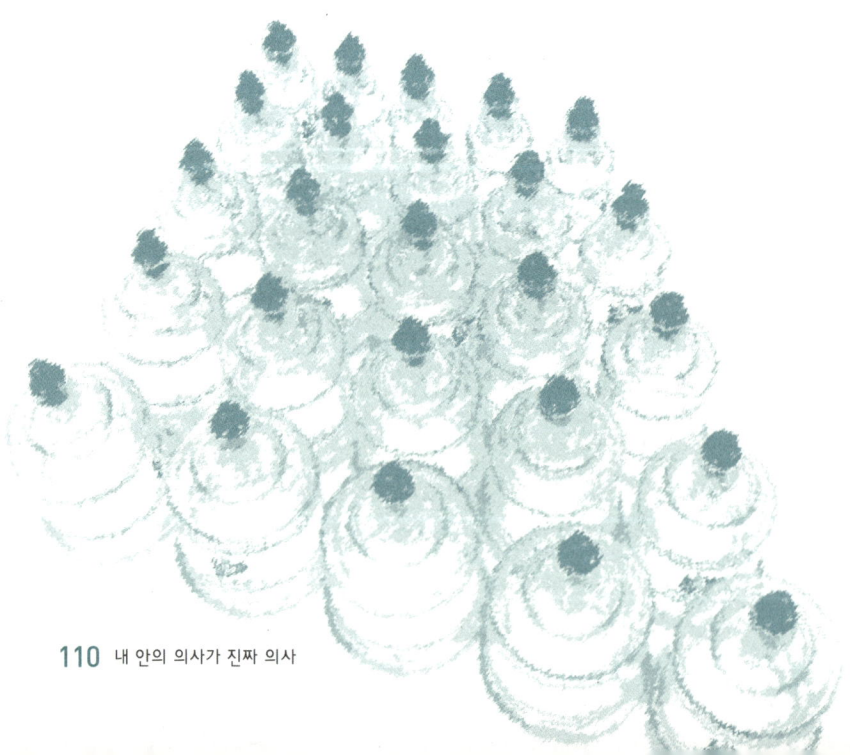

시술 시 주의사항

흡선치유법 시행 시 주의해야 할 점에 몇 가지가 있습니다.

첫째는 수포에 대한 관리입니다.

수포는 몸속 깊은 곳에 있는 노폐물이 빠져나오게 될 통로 역할을 합니다. 수포가 생성된다는 것은 그 아랫부분에 있는 장기가 좋지 않다는 의미입니다. 그런데 수포가 너무 커지면 피부가 상처입게 되고 쓰린 통증을 유발하여 2~3일에 한 번씩 반복되는 본 치유법을 시행하기 어렵게 됩니다. 그러므로 시술자는 시술 시작부터 종료될 때까지 환우 옆을 떠나서는 안 됩니다. 모든 흡선기 하나하나의 내부를 세밀히 관찰하여 흡선기 내부의 수포 중 단 하나라도 콩알 크기 이상 커지면 그 흡선기 내부의 압력을 제거해 주어야 합니다.

둘째는 흡선기 제거에 대한 사항입니다.

30분 이상 흡선기를 피부에 부착시켜 놓으면 강한 음압으로 인하여 흡선기와 피부가 일체화됩니다. 그런데 시술이 끝나고 이를 강제로 떼어내면 상당한 통증이 유발됩니다. 저자가 경험한 것을 그대로 표현하면 피부를 칼로 도려내는 듯한 느낌입니다. 50분 정도 엎드리거나 누워

01 이론편

있기도 힘들었는데 흡선기 제거 시까지 환우를 힘들게 하면 장기적 시행이 어려워집니다. 우선 음압을 제거하고 흡선기 주위의 피부를 눌러 줌으로써 자연스럽게 흡선기가 탈락하도록 유도해 주어야 합니다. 이 두 부분이 가장 중요합니다.

셋째는 섭취에 대한 사항입니다.

시술과정 중 한선을 따라 올라온 일부 노폐물들은 다시 모세혈관으로 흡수되어 간의 해독과정을 거쳐 소변으로 배출됩니다. 이때 간의 해독기능이 원활히 이루어지려면 탕약, 항산화제, 무기질, 비타민, 영양소가 공급되어야 합니다. 현미밥 위주의 식사와 과일, 채소, 생선 섭취, 더불어 더 이상 혈액이 탁해지지 않기 위한 백설탕, 백색 밀가루, 백미 가공식품을 절제하는 자세가 필요합니다.

그 밖에도, 흡선치유법을 시행하다 보면 정도의 차이는 있지만 누구나 가려움증이 나타나게 됩니다. 노폐물이 몸속 깊은 곳에 있으면 종양을 포함한 여러 질병을 발생시킬 것입니다. 그러나 내부 깊숙이 있으므로 어느 기간까지는 별다른 불편함을 느끼지 못합니다. 그러나 흡선치유법을 통해 노폐물이 피부 표면으로 상승하게 되면 피부의 감각기능이 예민해지고 이를 배출하려는 기전 때문에 피부가 확장되며 이로 인해 가려움이 나타나게 됩니다. 가려움증은 체내에 많은 독소가 있다는 증거이기도 하고, 이를 배출하려는 자연적이고 생리적인 현상이기도 합니다. 가려움증이 있을 때 원적외선을 쬐거나 따뜻한 물로 샤워하면 시원함을 느끼면서 가려움증이 줄어드는 이유가 바로 이 때문입니다. 그런데 손톱을 길러서 긁거나 다른 기구를 사용하여 긁게 되면 피부에 손상을 입히게 되므로 주의해야 합니다. 특히 수면 중에 자신도 모르게 긁을 수 있으므로 손톱을 최대한 짧게 깎아야 합니다.

식사 후 바로 장시간 엎드려 있는 자세는 소화기관에 부담을 주게 됩니다. 적어도 식사 후 30분 이상 후에 시행함이 좋습니다.

흡선치유법의 원리는 다수의 흡선기에 음압을 작용시켜 40분 이상 인체의 체간 전·후면부에 부착시켜 체내 노폐물을 한선을 통하여 배출시키는 명확하고 논리정연한 방법입니다. 이를 시행함에 있어 개개인의 체력, 질병 유무, 기왕력, 연령 등을 고려하여 시술 시간, 시행일의 간격, 증압 강도를 유연하게 적용시켜야 합니다. 40분 유관, 2~3일 간격의 원칙을 무리하게 적용시켜 강한 명현반응이나 예기치 못한 반응을 유발시켜 치료를 끝까지 시행하지 못하게 되는 일은 지양해야 합니다.

소화관에 이물질인 담석 등이 있는 경우에는 시술에 신중을 기하여야 합니다. 흡선치유법은 모든 장기의 기능을 정상적으로 되돌려 치유력을 발휘하는 힘이 있습니다. 담(膽) 내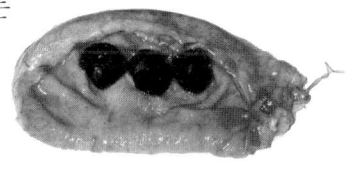
이물질도 흡선치유법의 영향으로 움직이게 되는데 만약 크기가 크다면 이동하여 담관(膽管)을 막거나 이동 중 점막에 상처를 유발할 수 있는데 이 영향으로 급성 담관염이나 담관폐색이 예기치 않게 발생할 수 있습니다. 따라서 담석증 기왕력이 있으면서 크기가 담관의 직경을 상회한다면 시술에 신중을 기하여야 합니다.

기타사항으로, 시술 후 근처 근육의 통증, 불인(不仁; 감각이 둔해짐)이 나타나기도 하나 계속해서 시술하면 자연히 회복됩니다. 환우에 따라서 시술부위에서 소양감, 번열감이 느껴지기도 하나 정상적인 반응이므로

01 이론편

시술을 계속해 나가면 됩니다.

2단계 시술은 1단계에 비하여 심리적 불안, 갈등, 우울감 등이 우발적으로 나타날 수 있습니다. 2단계는 체간 전면부에 시행되므로 바로 눈으로 노폐물, 수포 등을 확인할 수 있으며, 후면부에 비해 전면부는 신경이 천부(淺部)에 분포하므로 통증을 포함한 이상감각을 예민하게 느낄 수 있습니다. 특히 기혼 여성의 경우 2단계 시술은 보호자와 충분한 공감대를 형성한 후 시술함이 좋습니다.

흡선치유법 시행 중 도움되는 것들

흡선치유법은 질병의 원인이 되는 어혈을 직접 한선을 통하여 배출시키는 최고의 방법입니다. 어혈이 배출되는 데 직·간접적으로 도움이 되는 방법들을 병행한다면 시술 기간을 줄일 수 있으며 상승작용을 일으키게 됩니다.

*원적외선 사우나

원적외선 사우나는 지방과 결합한 독소를 분리해주어 쉽게 배출되도록 하는 효과가 있습니다. 또한, 한선의 개폐작용에 도움을 줍니다. 온수 샤워나 반신욕도 같은 원리이므로 흡선치유법 시행 시 병행하면 좋습니다.

*섬유질, 물 섭취

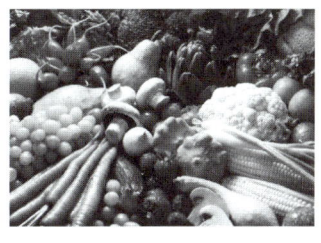

섬유질을 섭취하면 장 내에 쌓여 있는 노폐물이 섬유질에 흡착되어 배출됩니다. 또한, 다른 장점으로 변비를 예방하여 또 다른 독소의 발생을 줄여줍니다. 섬유질과 함께 맑은 물을 복용하면 섬유질의 팽창을 도와줍니다. 더불어 지방에 침전되어 있는 독성물질을 수용성으로 분해 배출함에 도움을 줍니다.

*음식 섭취

흡선치유법 시행 중 완전히 피부 밖으로 나오지 않고 혈행(血行)을 순환하는 노폐물들은 간의 해독과정을 거쳐 소변으로 배출됩니다. 그러므로 간의 원활한 기능을 위해 신선한 야채, 달지 않은 과일, 현미밥, 탕약 등의 섭취가 필요합니다.

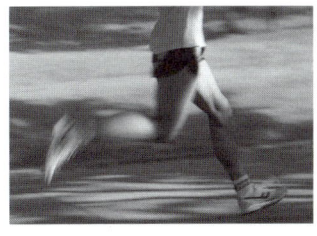

*운동

독소를 흙, 인체를 유리병에 비유해 보겠습니다. 유리병 안에 들어 있는 흙탕물 중 흙을 없애려면 병을 위아래로 흔들어 하부에 가라앉아 있는 흙을 상부로 올라오게 해야 합니다. 인간의 몸도 마찬가지로 30분 전후의 운동은 혈액과 림프의 순환을 자극하여 노폐물의 배출을 도와줍니다. 걷기, 줄넘기, 등산, 요가, 국선도, 달리기 등이 도움됩니다.

금기사항

인간은 신이 아니므로 모든 것이 불완전합니다. 치료법도 마찬가지입니다. 완전한 치료법이란 없습니다. 만약 이 세상에 완전한 치료법이 존재한다면 우리 지구는 인구 과잉과 이로 인한 오염으로 곧 멸망할 것입니다. 단지, 인간이 자연이고 우주이므로 자연이 가지고 있는 복원력인 치유력을 찾고 받아들이는 것이 최선입니다.

흡선치유법은 혼탁해진 몸을 정화시켜 각종 성인병, 만성병, 난치병을 치유할 수 있는 효과적인 방법임은 틀림없습니다. 그렇다고 다른 모든 방법을 버리고 기존의 의학체계를 배척함은 옳지 않습니다. 각각의 장점을 인정하고 이를 수용하는 자세가 바람직합니다.

현대의학은 과학을 수용함으로써 발전하였습니다. 그러나 과학으로 설명이 불가능한 부분은 치료적으로 접근하기 어렵게 되었습니다. 전염성 질환, 외과적 질환, 응급질환에는 현대의학이 많은 공헌을 하고 있습니다. 그런데도 질환의 빈도수, 가짓수는 증가 일로에 있으며 특히 성인병과 희귀난치성 질환은 통계할 수 없을 정도로 증가하고 있습니다. 서양의학적 치료로 완치되는 질환이 있다면 이를 받아들이는 것이 현명합니다. 그러나 현재 7,000여 종의 질환 중 서양의학으로 완치하기 어려운 질환은 증상 완화를 목표로 하고 있습니다. 그 이유는 질병 원인에 대한 통찰부족으로 인하여 접근방법이 잘못되었기 때문입니다.

흡선치유법은 심신의 과로에 의한 혈의 오탁(汚濁)이 모든 질병의 원인으로 보고 접근하기 때문에 각종 난치병, 성인병에 우수한 효과를 발휘하고 있습니다. 그러나 서두에 언급하였듯이 완전한 의학이란 없습니다. 치료 가능의 절대 한계를 넘는 경우에는 낫지 않고 순리대로 진행될 것입니다.

흡선치유법을 적용하는 데 신중함이 요구되거나 적용하지 말아야 하는 금기증이 있습니다. 허준 선생님의 명저인 『동의보감』에도 원인, 증상, 분류 등을 한 후 불치증이나 금기사항을 명시하고 있습니다. 1969년 저술된 메구로 아키노부(目黒章布)의 『흡각요법』에 따르면 크게 네 분류의 금기사항을 논하고 있습니다.

첫째는 급성적 열상이 있을 경우나 표재기관에 염증이 있을 경우입니다. 흡선치유법은 피부 표면에 음압이 작동되어야 하므로 일정 크기 이상의 상처가 있으면 시술하지 말아야 합니다. 또한, 내부 장기에 궤양이나 화농이 있는 경우에도 강한 음압이 작용하면 내출혈이 유발될 수 있으므로 주의해야 합니다.

둘째는 심장에 기질적 장애가 있는 질환으로 심장판막염, 심근경색, 판막증 등이 있는 경우입니다.

흡선치유법의 음압에 의해 근육조직 내 피하에 일혈이 일거나 전신

01 이론편

혈관 내 총혈류량이 일시적으로 줄어들어 심부전을 일으킬 수 있기 때문입니다. 비슷한 이유로 정맥혈전, 동맥류, 심한 동맥경화증은 주의를 요합니다.

셋째는 전신성 빈혈이 있거나 기혈이 모두 허약한 경우입니다.

흡선치유법은 피하 일혈로 말초혈류의 순환상태를 급격하게 변화시키는데, 적혈구 감소나 헤모글로빈양의 감소는 이러한 변화에 바로 적응하지 못하므로 오히려 증상을 악화시킬 수 있습니다.

넷째는 급성 전염병, 전염성 성병 등의 전염성 질환입니다.

시술자나 환우 상호 간의 접촉으로 오히려 질환을 전파할 수 있으므로 주의를 요합니다.

전국한의과대학『침구학』교재에 따르면 고열, 경련 시, 피부의 과민부위, 피부의 파열부위, 근육이 마르고 쇠약해진 부위, 골격이 함요된 부위, 모발이 많은 부위는 상용할 수 없으며 임신부의 요천부와 복부에는 신중을 기해야 한다고 기재되어 있습니다.

이중 모발이 많은 부위는 모발로 인한 틈으로 음압작용이 잘되지 않기 때문이며 금기부위라고 보기는 너무 포괄적이라는 생각이 듭니다. 근육이 마르고 쇠약해진 부위는 피부의 탄력이 현저하게 저하된 경우를 포함합니다. 만성 질환 후 기혈이 극도로 허약해진 환우의 피부는 탄력이 없으므로 음압작용 자체도 잘되지 않으며 통증 유발, 피로감, 쇠약감 등의 부작용이 우려되므로 시술에 주의해야 합니다.

그 외에 배꼽 부위, 유두 부위, 얼굴 중 눈 부위, 피부가 접히는 부위는 피함이 마땅합니다. 특히 겨드랑이나 사타구니, 팔다리의 오금 부위는 수포반응 후 잦은 마찰로 표피층의 만성염증이 유발될 수 있으므로 주의해야 합니다.

금기사항을 정리하면 다음과 같습니다.

- 피부의 열상, 내부 장기 궤양 시
- 심장의 기질적 장애 시
- 전신성 빈혈, 극도의 허약 시
- 급성 전염병, 전염성 성병
- 피부 탄력이 저하된 부위
- 피부가 접히는 부위, 눈 부위
- 고열 경련 시
- 임신부의 복부, 요천추 부위

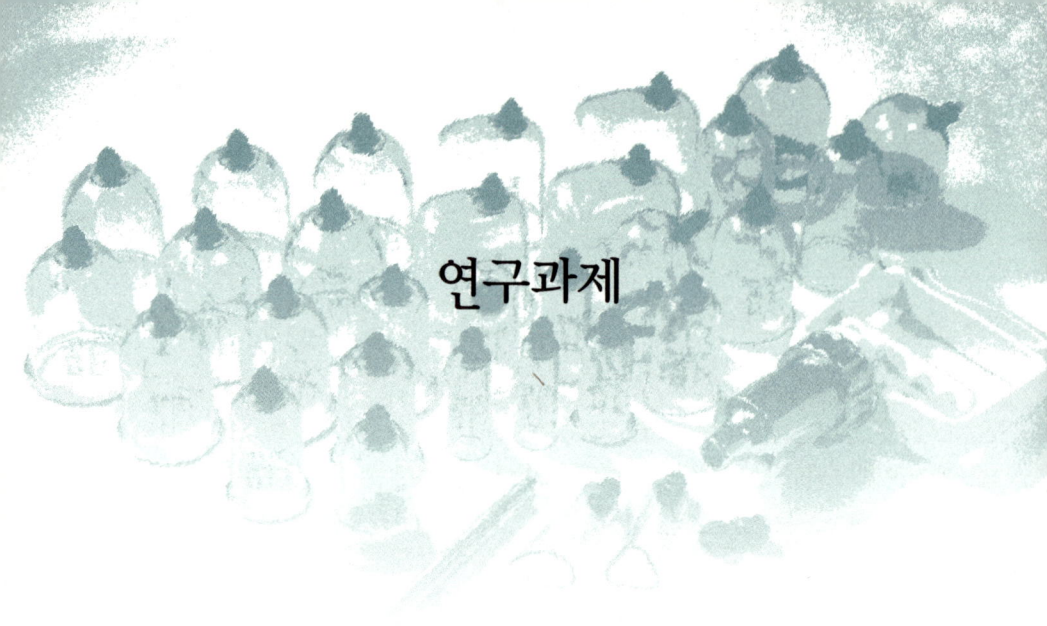

연구과제

　이 장에서는 흡선치유법에 대한 간략한 역사적 고찰을 통하여 그 근거를 밝히고 치유되는 원리를 살펴본 후 몇 가지 해결되어야 하는 의문점과 과제를 제시하고자 합니다. 이러한 부분은 학회와 후학들에 의하여 후속연구가 지속되기를 바랍니다.

　흡선치유법의 기원은 부항요법으로부터 시작됩니다. 부항요법은 발관법(發罐法), 흡통요법(吸筒療法), 흡각법(吸角法), 흡옥법(吸玉法)이라고도 명명하는데, 열 또는 음압장치를 이용하여 음압을 발생시키는 원리로, 가스(gas)를 교환시킴으로써 체내에 정체된 담과 변조된 혈액을 물리적으로 제거하는 방법입니다.

　부항요법의 기원은 원시시대부터 시작되었습니다. 동물의 뿔을 부항으로 사용하여 문제 부위에 부착을 시도하였는데 이를 배흡술(杯吸術)이라고 하였습니다.

　한의학의 최고 경전인 『황제내경(黃帝內經)』에는 경혈자리나 통처에 자침(刺針)을 한 후 부항을 부착하는 자락법의 형태로 기술되어 있으며,

당대(唐代)의 『외대비요(外臺秘要)』, 청대(靑代)의 『본초강목습유(本草綱目拾遺)』에서는 질병 치료에 상용되었음을 알 수 있습니다. 또한, 서양에서도 기원전 3, 4세기 히포크라테스시대부터 그리스 의사들이 부항을 사용하였으며, 나폴레옹은 위통(胃痛)에 부항요법을 애용하였고, 이슬람의 모하메드 역시 통증 완화 목적으로 부항을 사용하였습니다.

중세에는 민간의 신경통이나 위통(胃痛)에 진통을 목적으로 사용하였습니다. 이를 기반으로 영국의 커핑테라피(cupping therapy), 독일의 슈레프코프(schröpfkopf), 프랑스의 방뚜즈(vetouse), 러시아의 반카 등으로 발전하였습니다.

간략한 역사적 사료를 통하여 보더라도 부항요법이 질병 치료에 상당히 효과적이었으며 꾸준히 사용되고 발전되어 왔음을 알 수 있습니다.

고대에는 부항의 재질이 자연에서 구하기 쉬운 각관, 죽관, 도기, 철기 등이었으며 열력 이용 방식이 주를 이루었습니다. 또한, 구안와사에 죽관을 사용하는 예로 보아 질병에 따라 부항의 재질을 달리하는 경우도 문헌에 일부 기술되어 있습니다.

부항요법 시술 시 소양, 발진, 색소, 응고, 자반, 압통, 명현, 현훈, 탈력, 수포반응이 나타나는데, 이중 현훈과 탈력반응은 부작용으로 파악되고 수포반응을 포함한 기타 반응들은 정상반응으로 간주됩니다. 건부항 형태의 유관법 시행 시 배기관 내의 압력은 약 600~610mmHg의 음압이 측정되며 수포반응은 600mmHg로 5분 이상 시술하면 관찰됩니다. 이러한 수포반응은 인체 내부 깊숙이 내재되어 있는 혈액의 혼탁이 부착부위에서 발현되는 것으로, 표피 상의 분압차에 의하여 수포액이 투명층까지 나타나는 자연 발현 현상입니다.

이병이는 2007년 발표한 논문을 통해 수포반응, 소양반응, 색소침착

01 이론편

반응은 여러 문헌과 전문가 집단의 설문조사를 토대로 정상적인 반응이라는 결과를 보고하였습니다. 그러나 시술 상의 불편함, 시간적 효율성 문제, 이 부분에 대한 인식 부족 등으로 시도되지 못하고 있는 실정이었습니다.

부항요법은 관의 조작, 배기방법, 운용법, 부착형식에 따라 다양하게 분류됩니다. 음압을 발생시키는 흡착방식에 따라 화관법(火罐法), 수관법(水罐法), 배기관법(排氣罐法)으로 분류합니다. 화관법은 연소로 발생하는 열력을 이용하여 부항관 내의 진공상태를 유도하여 신체 표면에 흡착시키는 방법입니다. 수관법은 뜨거운 물 또는 수증기에 부항관을 데워 신체 표면에 흡착시키는 방법입니다. 최근에는 배기작용을 통한 음압발생 흡입기에 의한 배기관법이 주류를 이루고 있으며, 재질도 폴리탄산에스테르와 같은 화학합성물 등의 재료로 상용되고 있습니다.

부항을 부착하는 형식에는 단관법, 다관법, 섬관법, 유관법, 주관법 등이 있습니다. 단관법은 부항을 한 개만 붙이는 방법으로, 병변 범위가 비교적 작은 부위 혹은 압통점에 부착하는 경혈 위주의 부항법이라고 할 수 있습니다. 섬관법은 부항을 흡착시켰다가 바로 떼는 방법을 수차례 반복하는 방법이며, 주관법은 피부에 윤활작용을 하는 홍화유, 올리브유 등을 도포한 후 부항을 부착하여 부항관자를 경락을 따라 이동하는 방법으로 마사지 용도, 미용 용도로 많이 이용됩니다. 다관법은 부항을 수 개에서 수십 개 이상 시술하는 것으로 환부가 넓거나 압통점이 큰 경우에 이용됩니다. 유관법은 부항을 부착하고 일정시간 방치하는 방법으로 일반적으로 유관시간을 2~3분으로 하고 있습니다.

이러한 일반적인 시술들이 인체 표면적인 질환에는 효과를 나타내나 조금 더 깊은 부위 질환이나 난치병 등에는 한계를 나타내므로 자연적으로 이를 극복하려는 새로운 시도들이 나타나게 되었습니다. 그 중 배수혈(背輸穴)을 포함한 배부(背部) 전체에 다관법 형태로 1~2분이 아닌 40분 이상 유관하는 형식은 시도되거나 보고된 적이 없었습니다.

1967년 일본의 메구로 아키노부(目黒章布)는 한의학의 원리를 응용하여 수초에서 최대 3분가량의 시간 동안 배부의 일부 또는 전체에 열력을 이용한 건부항요법을 시행하고 이를 흡각요법이라고 명칭하였습니다.

이와는 다소 시간차가 있기는 하나 국내에서는 1991년 강봉천 옹이 유관법과 다관법의 복합 확장 형태인 흡선치유법을 창시하게 됩니다. 흡선치유법은 한선(汗腺, 땀샘)을 흡선기를 이용하여 장시간 여러 부위에 부착하는 방법입니다.

한선은 모세혈관에 둘러싸여 있고, 모세혈관은 동맥과 정맥의 연접이며, 동맥과 정맥은 모든 장기와 조직에 분지되어 있습니다. 그러므로 모든 장기와 조직의 혼탁은 일정한 조건이 된다면 분비기관인 한선을 통하여 노폐물을 배출하게 됩니다.

그 조건 중 하나는 흡선기 부착 하부에 해당하는 장기와 조직이 심하게 오탁되어 있어야 하는 것이며, 또 하나는 하부의 오탁물질을 한선까지 끌어올릴 수 있는 일정한 압력형태가 가해져야 하는 것입니다. 임재덕 등의 연구에 따르면 흡선기 내의 압력이 600mmHg 이상으로 5분 이상 흡착하면 수포반응이 나타날 수 있으나 어느 부위에서나 강한 압력을 가한다고 나타나는 것은 아니고 실환과 관련된 국소부위에서만 발현된다고 하였으며, 표피 상의 분압차에 의해 수포액이 투명층까지 상승하는 반응이라고 하였습니다. 이는 인체 내 혼탁물질이 강한 압력에

01 이론편

의하여 한선을 통하여 배출되는 자연치유 기전이라고 하였습니다.

　기준성, 장두석 등의 유의(儒醫) 등에 따르면 암, 파킨슨병, 난치병 등의 원인은 국소적 질환이 아니라 체내의 전신적 혼탁으로 인하여 선후천적 약소부위에 발현함이 원인이며 결국은 혈액의 혼탁이나 이상이 모든 질환의 근본 원인이라 하였습니다.

　그러면 현대 생리학적으로 노폐물의 분출을 어떤 기전으로 설명할 수 있을까요?

　약물의 투여경로 중 피부투여가 있습니다.

　경피 흡수 경로는 한선, 모낭(hair follicles), 피지선 및 피부의 다른 구조를 통하여 피부 직하에 있는 모세혈관으로 인입되고 정·동맥을 통하여 전신순환에 들어갑니다. 이러한 원리에 입각한 형태가 연고제나 첩포(patch)제입니다. 반대로 체내 노폐물은 오장육부를 포함한 전신에 존재할 수 있고, 거기에는 정·동맥이 있으며 모든 정·동맥은 모세혈관으로 연결되며 모세혈관 주위에는 한선을 포함한 피부가 있습니다. 즉, 노폐물은 배출하도록 일정한 조건만 만들어 준다면 체내에 있는 모든 노폐물은 피부 밖으로 나올 수 있다는 말입니다. 들어가는 길이 있다면 나오는 길도 있기 마련입니다.

　파리종합병원 대표 의사인 프레데릭 살드만(Frederic Saldman)은 한선을 통하여 나오는 물질에 관심을 두고 이것의 생체분석을 위하여 특수 패치를 이용합니다. 이 특수 패치는 실험실에서 정확한 생체분석을 할 수 있게 해주는 흡수막이 포함된 구조로 설계되어, 가스(gas)를 포함한 모든 물질을 모집하게 고안되었습니다.

　한선에서 모집된 성분들을 분석한 결과 놀랍게도 인체 구성성분과는 전혀 동떨어진 이물질이었으며 이를 생체이물(xenobiotic)이라고 하였습니다. 한선의 배설기능과 우리 몸의 독소를 증명한 실험입니다.

흡선치유법, 자연의학, 한의학을 과학적으로 규명하는 것이 옳은가? 그렇지 않은가?에 대한 질문을 스스로 던져 봅니다. 해가 동쪽에서 떠 서쪽으로 진다고 알고 있지만 사실은 해가 지구를 도는 것이 아니라 지구가 해를 돌고 있는 것입니다. 그런데 이를 먼저 주장했던 브루노(Giordano Bruno)는 불에 타 죽었습니다.

사지 절단수술 시 40%에 달하는 사망률이 세균 감염 때문이라고 역설하였던 조셉 리스터(Joseph Lister)의 학설은 수십 년이 지나서야 받아들여져 외과수술의 새로운 역사가 시작됩니다. 세포가 빛을 낸다는 사실은 1930년 러시아 알렉산더 구르비치(Alexander Gurwitsch)가 주장하였지만 70년이 지난 후에야 옳다는 것이 입증되었습니다. 생체가 내는 빛을 생체광자라고 하는데 이제야 이를 측정할 수 있기 때문입니다. 진실은 알기도, 말하기도 어려운 것입니다. 진실에는 박해가 따르기 때문입니다. 과학은 가설 위에 세워진 것입니다. 우리가 현재의 어떤 사항을 진실이라고 알고 있지만 머지않아 다른 것이 진실임을 알게 됩니다. 과거에는 진리였던 뉴턴의 법칙이 지금에 와서는 틀렸고 아인슈타인의 법칙이 옳다고들 합니다. 그렇다면 과학은 아무리 확실한 지식 같아도 변화한다는 의미가 됩니다. 과학은 재현성에 근거를 두며 가시적이어야 합니다.

현대인들은 이를 진실에 대한 척도로 인식합니다. 이전에 존재하였던 진실이든 새롭게 주장되는 학설이든 간에 과학에 의해 인정받지 않으면 언제부터인가 우리들은 이를 비과학적이라고 무시하고 가치를 하향시

01 이론편

키기 시작하였습니다.

 이러한 배경에는 성리학과 실학의 결실을 맺기도 전에 물밀 듯이 밀려온 서학과 연이어 발생한 일제의 통치와 6·25동란이 우리의 가치판단 기준을 뒤흔들어 놓았고, 그 영향이 우리 것은 무조건 열등하고 서양 것은 무조건 우등하며 옳은 것으로 인식하게 만들어 놓은 시대적 흐름이 있습니다.

 기원전부터 1000년 동안 유럽 문화의 근원이 되어 전 세계에 영향을 미친 로마인들을 보면 지금도 그 고대의 건축물들, 그림들을 보존하고 간직하며 살아가고 있습니다.

 우리는 어떻습니까? 중국과 일제와 서양에 의해 무분별하게 세포 깊숙이 물들여진 이러한 인식들이 소중한 우리 것의 존재 가치를 망각하게 하고 있는 것입니다. 초과학과 비과학을 구별하지 못하는 점이 문제입니다.

 서양의 과학자들이 그렇게도 신봉하는 기독교, 천주교의 실질적 존재는 과학적으로 무엇인가요? 물질인가요? 과학적이지도, 과학도 아니지요. 그런데도 무력을 동원하면서까지 전파하려 무척 애를 씁니다. 언젠가 한의학, 자연의학, 흡선치유법이 과학적으로 규명되면 그때가서 아! 그 방법이 맞았는데, 그것을 그 질병에 써보아야 했는데…라고 탄식하면 그때 그 치료를 받지 못하였던 환우는, 그 가족들은 얼마나 탄식하겠습니까?

 예일대 의대의 셔윈 눌랜드(Sherwin B. Nuland) 교수는 이러한 문제점을 다음과 같이 날카롭게 지적하고 있습니다.

 "19세기 후반에 갈수록 의술은 점점 더 과학에 의존하게 된다. 그러자 역사가들이 환원주의라고 부르는 세부적인 것에 초점을 맞추느라, 의사들은 정작 병을 고치기 위해 온 환자를 보지 못하는 경우가 종종 생겼다. 의사들은 항상 환자의 생명에 대한 전체적인 시야를 경지하려고 노력하지만, 과학적인 방식에 집착함으로써 전체를 보는 것이 더욱 어려워졌다."

세포라는 부분적이고 미시적인 부분에 집착함으로써 인체가 가진 자연치유적인 능력에는 전혀 무관심하게 되어 의료가 점점 인간 중심에서 멀어지고 있는 것에 대한 자성과 비판의 글입니다.

의학의 토템인 히포크라테스(Hippocrates)도 "자연적 치유를 돕는 것이며, 해를 끼치지 않는 것"이 의학의 원칙이라고 강조하고 있습니다.

자, 현재의 의자(醫者)들은 어떻습니까?

블루베이비 수술의 창시자인 헬렌 타우시그(Helen Taussig) 박사의 생애를 다시 살펴보아야 합니다.

"그녀는 환자에게 필요한 것을 이해하고, 문제에 대한 해결책을 곰곰이 생각하고 그것을 이해하며 자신이 옳다고 확신하면 행동으로 옮겼다. 그녀는 문제의 답을 구하는 데 있어 도움받을 수 있을 거라고 생각하는 곳이면 어디든 도움을 청했다. 그리고 끈질기고 설득력 있게 의학과 인류의 향상에 대한 자신의 신념을 따랐다."

20세기 초 여성은 의과대학 진학이 허용되지 않았던 사실을 본다면 그녀가 어린아이들의 청색증 치료를 하기에 얼마나 사회적 편견과 고정관념에 부딪혔는지 짐작할 수 있습니다. 그러나 그녀는 여기에 굴하지 않고 환우를 위한 굳은 신념으로 이를 극복하고 결국은 청색증 수술의 신기원을 이루게 되며 이를 전 세계 어린 환우들에게 적용시킬 수 있게 합니다.

01 이론편

편리함을 안겨주는 과학이냐 아니면 초과학적 인간 중심의 치유의학이냐? 어떤 선택을 해야 할까요?

모든 학문에 있어서 완성도가 높다는 것은 이론과 실제가 하나로 귀결된다는 말입니다. 이론과 실제가 복잡하다는 것은 그 학문의 완성도가 떨어진다는 의미이며, 그 이론 창시자도 자신의 이론에 정통하지 못하다는 의미이기도 합니다.

흡선치유법은 질병의 원인을 오직 '독수(毒水)'라 천명하고 있습니다. 암, 치매, 종양, 난치성 질환도 표면적으로는 특정 부위부터 질병이 시작되지만 결과적으로는 혈액의 혼탁에 의한 전신질환이라는 의미입니다.

원인이 확실하니 치유 방법 또한 명확합니다. 혼탁 물질을 등과 배인 인체의 뒤, 앞부분에 40분 이상 흡선기를 부착하여 뽑아내면 그만인 것입니다. 원인과 치료에 대한 명확한 견해뿐 아니라 독소가 나오는 부위는 그 하부에 질병이 있다는 진단론까지 일목요연합니다.

쉽게 원리를 이해할 수 있고 이를 대다수 질병에 적용할 수 있으며 돈도 많이 들지 않습니다. 진실로 훌륭한 치유법이라고 하겠습니다. 지금까지 파킨슨병을 포함한 수많은 난치병이 흡선치유법으로 치유되었습니다. 그런데 혹자들은 서두에서 말한 과학적이냐 하는 논란거리를 제기하기도 합니다. 초과학적인 것을 과학으로 증명하는 것 자체가 모순이지요.

그러나 현재 우리가 살고 있는 이 시점의 척도가 과학이라면, 과학이라는 언어로 설명해야만 수용하겠다는 이들이 많다면, 그들의 치유를 위해서라도 과학이라는 잣대를 들이대서 설명하는 것도 괜찮다는 생각입니다.

이러한 논지에서 다음과 같은 과제들이 흡선치유를 연구하는 학자들과 학회에 사명으로 주어집니다.

첫째 흡선치유법을 시행하다 보면 끊임없이 나오던 노폐물들이 왜 나오지 않게 되는가? 그 생리학적인 기전은 무엇인가?

둘째 흡선치유법 시행 시 나오는 수많은 노폐물, 혈종, 수독(水毒)의 성분은 과연 무엇인가? 땀과 성분상 다른 점은 무엇인가?

셋째 모든 질병의 원인인 '노폐물'을 흡선치유법으로 제거하기만 할 것이 아니라 다시 생기지 않게 하는 방법은 무엇인가?

흡선치유법은 600~610mmHg의 인위적인 음압을 피부의 한선(汗腺)에 적용시켜보는 것입니다. 한선은 모세혈관에 둘러싸여 있고 모세혈관은 동맥과 정맥의 연접이며 동맥과 정맥은 인체의 뇌를 포함한 오장육부에 분포하고 있습니다.

서두에서 언급한 바와 같이 붙이는 약인 첩포(patch)제는 피부에 분포된 한선이나 피지선을 통해 체내로 흡수되면서 효과를 발휘합니다. 이를 역으로 본다면 체내의 노폐물은 일정한 조건이 되면 피부 밖으로 배출된다는 말입니다.

한선은 성인 기준으로 200~400만 개가 전신의 피부에 분포합니다. 1시간당 약 30cc의 땀을 배출하며 하루 700~900cc를 배출합니다. 이 한선의 분비는 자율신경인 교감신경의 자극에 의해서 이루어집니다.

혈액 온도 0.5℃ 또는 피부 온도 5℃가 오르면 간뇌에 있는 체온조절 중추가 자극되어 땀이 나게 됩니다. 즉, 발한은 체온을 조절하는 것입니다.

그러나 흡선부항을 부착한다고 하여 위와 같은 발한조건이 되기는 어

01 이론편

렵습니다. 2007년 이상환의 습부항요법이 요통부의 체표부위 변화에 미치는 영향을 보면 시술 전과 시술 후의 최대 온도차가 1.2791℃를 보이고 있습니다.

흡선부항과 습부항요법이 시술방법에 있어서 차이점은 있지만 이러한 조건으로 교감신경의 자극이 이루어져 발한이 되기는 어려울 것으로 보입니다.

그러면, 한선의 또 다른 기능인 배설 기능을 생각해 볼 수 있습니다.

한선의 배설 기능에 대한 몇 가지 증거를 먼저 살펴보겠습니다. 우리가 특정 음식을 섭취하고 특정 약을 복용하거나 특정한 질병에 이환되면 독특한 냄새를 발산하게 됩니다. 또한, 과음하는 사람이 그렇지 않은 사람에 비해 더 독한 냄새를 풍기게 됩니다. 한선을 통해 독소가 분비되기 때문에 이런 현상이 나타납니다. 현재의 진단방법(MRI, CT 스캐너)이 개발되기 전 의사들은 후각을 이용하여 환자를 진료해왔습니다.

트리코모나스 질염 환우에게서는 회반죽 냄새가 나고 칸디다 질염 환우에게서는 시큼한 냄새가 나며 가드네렐라 질염 환우에게서는 생선 비린내가 납니다. 브루셀라병 환우에게서는 볏짚 냄새가 나고 신부전증 환우에게서는 암모니아 냄새가 납니다. 이 모두 한선을 통한 독소 배출에 의한 현상입니다.

땀에 포함된 독소를 밝히는 연구로 특수 패치의 개발이 주목됩니다. 이 패치에는 한선에서 분출되는 성분을 흡수하는 흡수막이 있어서 매우 정확한 생체분석이 가능하였습니다.

독소에 노출된 사람들을 분석한 결과 생체이물(xenobiotic)이 다소 검출되었습니다. 생체이물은 인체에 없는 물질로 독소를 의미합니다. 체내 독소를 한선을 통하여 배출함으로써 항상성을 유지하려는 인간의 자연적인 생리기능인 것입니다. 그러나 깊숙이 박힌, 다량의 독소까지 배출시키지 못하기 때문에 질병이라는 단어가 존재하는 것입니다. 흡선치유법은 이러한 한선의 배설기능을 최대화합니다.

한선은 피하지방층에 위치하고 있어 피지선보다 더 깊숙한 곳에 있으며 끊임없이 땀을 분비하면서 체내의 노폐물을 배출하게 되어 있습니다. 일반적으로 분비되는 땀은 무색투명하며 산도는 3.8~5.6pH의 약산성이고 99%의 물과 요소, 요산, 유산, 크레아틴, 아미노산 등으로 이루어져 있습니다.

만약 시술 시 분출되는 노폐물의 성분을 분석하여 위와 비교한다면 흡선치유법의 우수성을 과학적으로 증명할 수 있으리라 사료됩니다. 이에 대한 부분은 현재 대전대학교 한의과대학 내 연구센터와 공동연구 중입니다.

또 다른 논제로서, 더 이상 빠져나올 노폐물이 없을 경우 아무것도 나오지 않는 것은 당연한 이치이지만, 한선의 작용이 주로 교감신경에 의해 이루어지는데 이에 대한 기전에 대한 연구는 전무합니다. 더 심도 있는 연구가 필요합니다.

마지막으로 질병이 찾아왔을 때 이를 어떻게 받아들이느냐가 중요합니다. 지금까지 어떤 마음을 가지고 살아왔는지, 무엇을 먹어 왔는지 되돌아 보아야 합니다. 또한, 지나치게 몸을 혹사시키지 않았는지 살펴보아야 합니다.

흡선치유법을 통하여 어혈을 제거하는 것도 중요하지만, 이러한 혈액의 혼탁이 다시 일어나지 않게 해야 합니다. 지나치게 강한 아집, 자기

01 이론편

중심적이고 교만하고 부정적인 마음, 육식과 기름에 튀긴 음식과 인스턴트식품, 오염된 환경과 무리한 과로가 바로 혼탁한 어혈을 만드는 주범입니다.

정식(正食)이 필요합니다.

"내가 먹는 것이 현재의 나다."라고 하듯이 현미밥 위주의 식사, 자연을 따르는 식사가 필요합니다. 추수해서 생산된 벼는 왕겨라는 겉껍질에 싸여 있습니다. 이를 벗겨 내는 작업을 1차 도정이라고 합니다. 1차 도정을 거치면 순수한 자연의 산물인 검푸른 현미가 나오게 됩니다.

현미는 속껍질인 쌀겨와 배아(胚)인 씨눈, 배유인 배젓으로 구성되어 있습니다. 이를 더 도정하면 현미 크기의 92% 정도인 백미가 되는데, 속껍질과 씨눈이 모두 제거된 상태로 모양이 제법 보기 좋고 밥을 하면 부드러워집니다.

그런데 이 백미를 모판에 심어 보면 조금 싹이 나다가 바로 죽어버립니다. 현미를 모판에 심어 보면 싹이 나면서 벼의 형태를 만들어 생장합니다. 이를 보면 백미는 중요한 성분이 도정이라는 과정을 통해 사라져버린, 생명이 없는 씨앗이라는 것을 알 수 있습니다.

대부분 사람들이 먹기 좋고 보기 좋다는 이유로 생명이 없는 것을 먹고 있습니다. 영양학적으로 보아도 현미는 백미보다 열량을 포함한 비타민, 미네랄, 섬유질의 함유량이 적게는 수배에서 수십 배 함유되어 있습니다. 쌀 안에 있는 영양성분의 66%는 씨눈에, 29%는 쌀겨에 존재하고 나머지 5%만 배유에 있습니다. 일반인들이 백미를 먹는다는 것은 쌀이 가진 5%의 영양분을 먹는 것이므로 영양분 없는 또 하나의 가공식품을 먹는 결과가 됩니다.

나아가 현미 안에는 대장암을 예방하는 헤미셀룰로스, 베타글루칸 등의 식이섬유가 함유되어 있습니다. 또한, 항산화작용을 하는 토코페롤, 토코트리에놀, 성장을 촉진하는 감마오리자놀, 조혈작용과 항암작용을 하는 피틴산 등이 골고루 함유되어 있습니다.

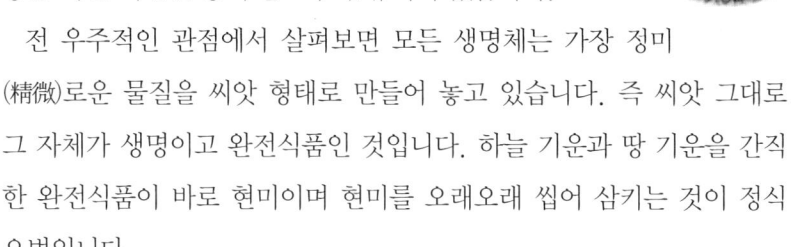

전 우주적인 관점에서 살펴보면 모든 생명체는 가장 정미(精微)로운 물질을 씨앗 형태로 만들어 놓고 있습니다. 즉 씨앗 그대로 그 자체가 생명이고 완전식품인 것입니다. 하늘 기운과 땅 기운을 간직한 완전식품이 바로 현미이며 현미를 오래오래 씹어 삼키는 것이 정식요법입니다.

정심(正心)이 필요합니다.

피를 깨끗이 하는 첫 조건이 마음입니다. 나보다는 남을 배려하고 위하는 마음이 있어야 피가 맑아집니다. 하루 30분 이상 걷고 명상을 해야 합니다.

명상(瞑想, meditation)이란 눈을 감고 고요히 생각한다는 의미입니다. 인간이 창조해낸 모든 문화는 모두 생각을 통하여 이루어진 것입니다. 그러므로 명상의 역사는 인류가 지구 상에 출현한 이후부터라고 하겠습니다.

명상을 가장 체계화하고 실천한 종족은 인도 민족입니다. 더 나아가 고요함을 넘어 생각을 끊는 경지까지 발전시켰는데 이를 요가, 드야나로 표현하였습니다.

서구의 칼 융(Carl G. Jung)은 의식이 무의식으로 들어가고, 다시 개인적 무의식을 벗어나서 보편적 무의식의 영역까지 들어간 것으로 설명

01 이론편

하고 있습니다. 설명의 방식만 다를 뿐 명상의 참된 의미는 '나'라는 작은 허상에서 벗어나 본성을 깨닫고 이를 실천하는 삶이라 하겠습니다.

그러면 명상은 질병의 치유에 어떠한 영향을 미칠까요? 파킨슨병을 포함한 난치성 질환의 근본 원인은 도에 어긋난 심신의 과로입니다. 심신의 과로는 혈액의 혼탁을 발생시킨다는 것을 우리는 이미 알고 있습니다. 실제로 우리의 질병은 육체만의 병이 아니라 정신의 병을 겸하고 있습니다. 그러므로 심신을 같이 종합적으로 치료해야 합니다. 마음과 몸이 서로 다른 두 가지 현상이라는 이원론적 사고는 과학자들 스스로 양자역학에 따라 낡은 철학으로 간주한지 오래되었습니다. 마음이 곧 몸이요, 몸이 바로 마음입니다.

겉으로 드러난 몸의 질병적 표현만 보고 치료해서는 완치가 잘 안 되는 이유는 이 사실을 간과하기 때문입니다. 미국 하버드 의과대학의 벤슨과 월레스 교수는 1,862명의 환자에게 요가 명상을 3개월 이상 실천하게 하고 약물 사용을 점검한 결과 96.4%가 효과적이었다고 보고하였습니다.

미시간 의과대학 베이지 교수 등이 명상의 생리적인 효과를 과학계에 보고한 것에 따르면 명상에 의하여 산소 소비량과 탄산가스 배출량이 감소하고 뇌파와 의식 변화가 나타나며 피부 전기저항의 상승과 유산염이 감소한다고 하였습니다. 산소 소비량과 탄산가스 배출량의 감소는 명상을 통하여 신체의 균형이 이루어지고 있음을 보여주는 증거이기도 합니다.

명상 중에는 혼돈상태 시 나타나는 베타파보다 안정 시 나타나는 알파파가 나오는데, 이는 명상으로 완전히 심신이 이완되고 휴식이 이루어진다는 의미입니다.

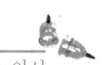

내 안의 의사가 진짜 의사

피부 저항이 감소한다는 것은 불안, 긴장을 의미합니다. 명상으로 인하여 피부 저항이 상승하는 것은 마음이 안정되고 이완됨을 증명하는 것입니다. 유산염의 농도 감소 또한 심리적, 육체적으로 긴장이 완화되고 마음이 안정됨을 의미합니다.

특히 뇌의 활동에는 단백질이 필요합니다. 단백질은 뇌수에서 분해되어 글루타민산을 만들고, 여기에서 감마 아미노산이 형성되며 뇌의 연료로 사용되어 일상생활을 가능하게 합니다.

따라서 뇌의 원활한 영양공급 측면에서도 명상이 효과적임을 알 수 있습니다. 명상의 대전제는 자기부정이며 자아와의 결별입니다. 인간이 조그마한 자기 몸만 우선시하는 집착에 갇혀 있는데 어떻게 커다란 치유의 힘이 들어오겠습니까? 이기적인 마음을 비워야 비로소 본성인, 큰 치유의 힘이 채워지게 되는 것입니다. 명상은 질병치유의 한 축이며 치유 후 이를 유지해야 함을 기억해야 합니다.

명상을 생활화함에 있어 적합한 몇 가지 형태가 있습니다.

질병은 자연의 도(道)를 벗어날 때 발생합니다. 인간이 자연의 도를 벗어나는 이유는 사람만이 가지고 있는 자유를 잘못 사용하기 때문입니다. 자연은 스스로 그러하듯이 지나침이 없는데 인간은 개인의 감정을 조절하지 못하여 과욕(科慾), 과색(過色)하여 질병에 시달리게 됩니다. 원래 인간은 소우주 또는 우주였습니다. 우주는 본래 그대로 존재하니 일체 무병(無病)하며 변함이 없습니다.

인간만이 과(過)함이 있습니다. 국

01 이론편

 선도는 인간의 그 과(過)함을 없애주는 수련법입니다. 의지가 약하면 마음에 고통이 오고 몸에 질병이 찾아들게 됩니다. 사리사욕을 버리는 의지를 기르고 공심과 도심을 갖게 하여 무병한, 자연스러운 상태로 가게 하는 수련법이 국선도입니다. 국선도는 상고시대(上古時代)부터 전래했으며 환인(桓因), 단군(檀君)을 시조로 보고 있습니다. 고선도, 선, 현묘지도, 풍류도, 화랑도, 조의, 팔관회 등이 이름만 다를 뿐 우리 민족 고유의 심신수도방법입니다.
 일반적으로 수련(修鍊)이란 인간만이 가지는 불순물을 제거하기 위하여 성(性), 명(命), 정(精)을 다스리는 것입니다. 정(精)은 성(性)과 명(命) 사이에 있으므로 성명(性命)을 같이 수련하는 것이 가장 합당한 방법이라 하겠습니다. 성(性)은 마음을 다스려 정심(定心)을 이루는 것이요, 명(命)은 기(氣)를 다스려 완신(完身)하는 것이니 성명쌍수(性命雙修) 수련이 필수라 하겠습니다. 불가(佛家)의 수련은 마음 공부에 치우치고, 유가(儒家)의 수련은 몸 공부에 치우치나 선가(仙家)의 수련만은 이 둘을 같이 수련합니다.
 국선도를 통하여 마음속의 찌꺼기를 제거하고 몸을 맑게 하는 것은 마치 몸의 에너지 회로를 청소하여 기의 흐름을 트는 것이어서 근원적인 치유작용이 일어나게 합니다. 국내의 국선도 수련은 일차적으로 완신(完身)에 이르게 하는 정각도(正覺道) 수련을 거쳐 정심(定心)하는 통기법(通氣法) 수련, 성명쌍수 수련인 선도법(仙道法)의 3단계 체계로 수련되고 있습니다.
 현대인들의 몸과 마음은 항상 지쳐있습니다. 이를 해소하는 데에는 취미활동, 운동, 의식공동체 활동 등의 다양한 방식들이 응용되고 있습니다.

요가 아사나는 몸의 특정 부분에 작용하여 마음을 진정시키고 이완시킵니다. 요가는 다른 형태의 운동과 달리 신경계의 탄력을 유지하고 스트레스를 견딜 수 있게 합니다. 요가는 몸의 회복력이 떨어지고 병에 대한 저항력이 약화되는 사람들에게 주어지는 선물입니다. 몸과 마음은 끊임없이 상호작용을 합니다. 그래서 육체의 병은 급격한 감정의 격앙 상태를 가져옵니다. 요가 아사나는 겉보기에 육체만 다루는 것처럼 보이지만, 실제로는 뇌의 화학적 균형에 영향을 미쳐 우리의 정신 상태를 개선시켜 줍니다.

정식(正食)과 정심(正心)은 독소가 더 이상 쌓이지 않게 하여 건강하게 관리하는 데 기본 요소이면서 효과적인 방법이라 하겠습니다.

치유 후
올바른 관리방법

　　혈액의 혼탁은 자기중심적인 마음, 오염된 먹을거리와 가공식품, 혼탁한 환경, 외상(外傷) 때문에 발생합니다. 흡선치유법을 통하여 모든 질병이 치유되었다면 다시 혼탁해지지 않도록 환경을 만들고 몸과 마음을 관리하는 것은 당연합니다. 왜냐하면 이러한 관리적인 측면들은 지속성을 가지고 우리 몸에 계속 영향을 주기 때문입니다. 네덜란드 쌍둥이들을 대상으로 한 과학적 연구에 따르면 유전자가 인간의 질병과 수명에 관여하는 비율은 25%에 불과하며 나머지 75%는 평소 생활을 어떻게 하였느냐에 있다고 보고하였습니다.

　　인간은 모두 유한한 존재입니다. 그 유한한 기간에 어떤 삶을 살고 그 삶의 질이 어떻게 되느냐는 바로 우리 자신의 태도에 따라 달라집니다.

　　다음의 5계명은 우리의 삶을 가치 있게 만들어 줄 것입니다.

　첫째　명상, 종교생활, 봉사활동 중 나에게 맞는 것을 찾아보고 시행합니다. 자기중심적이고 이기적인 마음이 우리 몸을 혼탁하게 합니다.

내 안의 의사가 진짜 의사

둘째   가공식품, 인스턴트식품, 백설탕, 카페인 음료를 피하고 채식, 과일, 곡물 위주로 섭취합니다. 내가 먹는 것이 바로 나입니다.

셋째   하루 30분 이상 운동을 합니다.
섭취한 음식물 중 불완전 연소되거나 대사 후 잔여물을 태워 없애 줍니다.

넷째   1주일에 한 번 이상 땀을 내도록 합니다.
땀의 배설기능을 이용해야 합니다.

다섯째 1년 주기로 저치법을 시행합니다.
건강한 몸과 마음을 유지하게 해 줍니다.

그 밖에,

* 저녁식사 후 다음 날 아침까지 야식, 간식을 먹지 않습니다.
음식물 섭취가 중단되었을 때 우리 몸은 비로소 몸 안에 들어온 독소를 분해하기 시작합니다. 이를 도와주려면 12시간의 절식이 필요합니다.

* 배가 고프지 않을 정도만 먹습니다.
블루존의 지혜를 통해 과식의 폐해를 배울 수 있습니다. '과식은 불륜보다 나쁘다.'라는 인도의 격언을 새겨야 합니다.

이론편 139

실제편 I

02

난치성 동맥류로 인한 다리부종, 퇴행성 디스크
파킨슨병
경추 추간판 파열
뇌진탕
난치성 견배통
은진(피부알레르기, 두드러기)
다발성 자궁근종
오십견
구안와사 후유증
부정맥, 만성 쥐내림, 만성 두통
역류성 위염, 신경성 위염, 원인 불명성 옆구리 통증
대장암
갑상선기능저하증
턱관절 장애
담도암
협심증
요추디스크
제1형 당뇨와 신부전
비문증

02 실제편 I

난치성 동맥류로 인한
다리 부종, 퇴행성 디스크

성명 : 이○○ 성별/나이 : 여/65

이 환우는 다종의 혈전과 동맥류로 좌측 다리가 붓고 당기고 아파 근처 모든 병원에서 치료해보았으나 수술이 불가할 뿐 아니라 방법도 없다고 하여 자포자기하던 중 지인의 소개로 내원하였습니다.

"내 다리만 낫게 해 주세요. 여기가 마지막이라 생각하고 왔습니다." 처음 오셔서 애절한 눈빛으로 호소하였습니다. 또한 극심한 요통, 양쪽 서혜부(鼠蹊部) 통증, 양쪽 무릎 통증 등의 여러 가지 증상이 겸해 있었습니다.

만약 흡선치유법이 아니라면 가장 아픈 곳이나 가장 최근에 생긴 병부터 치료를 시작할 것입니다. 그러면 어느 세월에 이 환우의 병을 다 고치겠습니까? 이 환우가 호소하는 모든 질병의 원인은 '혈액의 혼탁, 어혈'이며 그로 인해 약해진 부위부터 병이 발생한 것입니다.

흡선치유법에 대하여 자세히 설명해 드리니 병만 낫게 해준다면 방법이야 어찌 되었던 간에 무슨 문제가 있느냐 하시면서 어쩐지 여기에서는 내 병이 나을 것 같다고 하였습니다.

그날부터 바로 흡선치유법 속치법 1단계를 시행하였습니다. 목 부분의 좌우와 허리 좌측 등의 5곳에서 수포가 발생하였습니다.

3일 후 내원하셨는데 "다리가 부드러워. 그 힘들게 하던 부기가 신기하게 가라앉네!"라면서 무척 좋아하셨습니다.

2회째에는 주로 목 전후 좌우와 허리 좌우 부위 등 14곳에서 수포가 발생하였습니다. 다시 3일 후 3회째 시술을 하였는데 걸음에 큰 불편을 주었던 서혜부의 통증이 감소하였습니다.

4회째 시술에서는 허리가 부드러워지기 시작하였습니다. 너무도 신기하여 주위 사람들에게 자랑하고 다니고 있다며 본인이 홍보대사가 된 느낌이라 하였습니다.

그렇게 10회를 시행하니 처음에 말씀하지 않았던 "등에서 진물(식은땀)이 나지 않아!"라고 하셨습니다. 식은땀은 전체적인 몸 상태가 좋지 않아 나타나는 증상인데, 모든 통증이 가라앉으니 기력이 회복되어 자연적으로 좋아졌기 때문입니다.

10회 동안의 흡선치유법 시술로 수년 동안 곳곳을 돌아다녀도 낫지 않았던 모든 증상이 거의 좋아진 것입니다. 그러나 수포나 노폐물이 계속해서 나오고 이는 또 다른 종양, 암, 중풍, 심근경색 등의 원인이 될 수 있으므로 더 이상 노폐물이 나오지 않을 때까지 계속 치료하기로 하였습니다.

02 실제편 I

파킨슨병

성명: 김○○ 성별/나이 : 여/52

흡선치유법이 부부금실까지 회복시켜 주었어요!

파킨슨병의 평균 발병 연령은 64.1세이고, 60세 이상 유병률은 1% 정도입니다. 그런데 50대 초반에 파킨슨병이라니요? 진단을 받은 본인도 의구심이 들어 서울의 아○병원을 다시 찾아보았지만, 결과는 같은 파킨슨병이라는 진단뿐이었습니다.

그곳에서 처방한 양약을 복용하다 보니 평생 이 약을 먹어야 하고 계속 진행될 수밖에 없다 하니 비교적 젊은 나이임을 감안하면 더 나은 방법을 찾는 것이 당연하였습니다.

본원에서 파악한 병의 근본적인 원인은 마음속 뿌리 깊게 자리한 남편에 대한 불만이었습니다. 대한민국 남자들이 한 가족의 가장 역할을 제대로 하기란 사실 무척 어렵습니다.

회사에서의 고된 업무, 일과 후 이어지는 회식 등은 좋은 가장이 될 기회를 빼앗아 가곤 합니다. 그러나 갱년기 전후 여성들은 또 한 번의 사춘기 감정을 가지고 이러한 상황을 부정적으로 보게 되며 이는 마음의 병으로 진행되기도 합니다. 이러한 감정의 과극(過極)은 '혈액의 혼탁'을 가져오고 가장 취약한 부위인 흑질의 빠른 사멸을 유도한 것입니다.

흡선치유법의 특징이 1시간 이상 같이 있으면서 지극한 관심이 필요하다는 것입니다. 1년 3개월의 치료기간 동안 하루 3번 복용하던 양약도 끊고 증상도 많이 호전되었으며 더불어 그동안 소원하였던 부부금실도 좋아졌다는 점에서 흡선치유법의 또 다른 장점을 발견합니다.

02 실제편 I

경추 추간판 파열

성명 : 김 ○○ 성별/나이 : 여/39

2009년 12월 29일 예기치 않은 교통사고. 후방에서 차를 강하게 미는 듯한 느낌과 충격이 환우의 질병발생 원인이었습니다. 사고 직후 근처 병원에서 MRI 검사 결과 경추 5, 6번 사이 추간판 수핵이 찢겨 있었습니다. 경추 부위는 뇌와 근접해 있기 때문에 단순한 돌출이 아닌 찢김은 난치인 경우가 많습니다. 1년을 지켜본 후 치료방향을 결정해야 한다는 병원의 권고사항도 환우에게는 너무 힘든 통보였습니다.

가까운 지인의 소개로 본원에 내원하였는데 당시 상태는 타는 듯한 목과 어깨의 통증, 쥐어짜는 듯한 머리 통증, 어지럼증이 나타나고 있었으며, 이러한 여러 가지 통증으로 인한 수면장애는 직장생활까지 위협하고 있었습니다.

여기저기 찢기고 갈라진 근육과 인대, 경추기립근의 약화로 인한 추간판의 불안정을 해결하는 데에는 흡선치유법이 제격이라 판단되어 충분한 설명 후 시행하게 되었습니다.

정성 어린 치료 후 2개월이 지나자 수많던 통증은 봄눈 녹듯이 사라져 편안한 잠을 잘 수 있게 되었고, 직장생활을 열정적으로 할 수 있게 되었다며 감사의 인사를 하였습니다.

뇌진탕

성명 : 김 ○○   성별/나이 : 여/65

이 환우는 15년 전 술 취한 남편에게 몽둥이로 머리를 심하게 구타당한 후 생긴 뇌진탕 후유증으로 고생하고 있었습니다. 매일 양측 머리가 심하게 아프고 눈을 뜰 수 없을 정도로 통증이 밀려오면서 머리 깊숙한 어혈이 양쪽 뺨으로 내려와 붙는 증상이 반복되어 괴로워하고 있었습니다. 각종 검사나 치료가 무용지물이어서 고민하던 중 본원에 내원하게 되었습니다.

얼굴 전체에 검붉은 어혈들이 표면으로도 나타나고 있었으며 특히 양쪽 뺨이 머리 쪽에서 내려온 어혈들로 검붉게 부어 있었습니다. 가장 아픈 부위를 살펴보니 좌측 태양혈 상부여서 흡선치유법을 설명하고 머리카락을 좀 잘라야 하는데 어떠냐고 조심스럽게 물어 보았습니다. 머리카락이야 조금 있으면 다시 자라니 무슨 걱정이냐며 잘 낫게만 해달라고 하셨습니다. 신중하게 그 부위 머리카락을 자르고 흡선기 1개를 부착하였습니다. 3회 증압하고 10분 후 다시 증압을 한 차례한 후 40분을 시술하였습니다. 40분 후 그 부위는 짙은 자색(紫色)의 색소반응을 보였습니다.

짙은 자색은 오래된 어혈을 의미합니다. 또한, 자색의 실 같은 노폐물

02 실제편 I

이 소량 분출되었습니다. 흡선기를 떼자마자 "아! 안 아파요! 눈이 맑아졌어요! 볼의 부기가 가라앉네요! 너무 신기해요. 선생님" 하였습니다.

  흡선치유법의 효력에 다시 한 번 감탄하게 된 경우입니다. 환우의 안녕을 기원합니다.

내 안의 의사가 진짜 의사

난치성 견배통

성명 : 김 ○○ 성별/나이 : 여/46

  이 환우는 미모의 사업가입니다. 평소 배드민턴을 즐길 정도로 건강한 편이었습니다. 그런데 2년 전부터 목과 어깨의 통증이 심하여 운동을 중단하였고 근처 신경과에서 여러 검사를 하였으나 전혀 이상이 나타나지 않았고 치료 또한 전혀 효과가 없었습니다. 좋다는 의료기관은 모두 다녀보았으나 증상은 더 심해질 뿐이었습니다.

  내원 당시 목이 너무 아파 돌리지도 못하고 쑤시는 듯한 통증으로 하루하루가 고통의 연속이었습니다. 진찰 결과 견배통의 원인이 지금까지 너무 많은 스트레스와 과도한 운동으로 전신의 기혈을 혼탁하게 하고 그 결과 이 환우의 약점부위에 질환이 온 것이었습니다. 그러므로 국소적이고 표면적인 치료로는 회복되지 않았던 것이었습니다.

  2010년 12월부터 2011년 1월 중순까지 13회의 흡선치유법 1단계를 실시하였습니다. 2회째부터 목의 통증이 조금씩 호전되기 시작하더니 7회째에는 너무 편해졌다고 기뻐하였으며 13회째에는 거의 좋아졌다고 감사의 인사를 하였습니다.

  치료해서 결과가 같다면 조금이라도 고통을 덜 주고 더 빨리 낫게 해주는 것도 환우에 대한 배려라고 생각됩니다. 환우 중심으로 진료하지 못했던 지난날의 자신을 다시 한 번 반성해 봅니다.

02 실제편 I

은진(피부알레르기, 두드러기)

성명 : 박 ○○   성별/나이 : 남/45

　전문직에 종사하는 이 환우는 몇 년 전부터 심한 은진(癮疹, 두드러기)으로 고생하고 있었습니다.
　원인이나 동기로 보이는 것은 수년 전 마라톤을 시작하였고 그 갈증과 허기를 채우기 위해 주로 우유와 제과점 빵을 과식하였다는 점이었습니다. 아마도 이러한 부분이 면역체계의 이상을 초래하였고, 그 결과가 피부 알레르기의 형태로 나타난 것으로 파악되었습니다. 그래서 오염된 기혈을 정화해야만 근본적인 치유가 될 것으로 판단하였습니다. 음식을 잘못 먹으면 전신에 두드러기가 발생할 뿐 아니라 기도까지 붓게 되어 자칫 기도폐색으로 생명이 위험할 수도 있는 상태였습니다.
　서양의학에서는 항히스타민제나 스테로이드제를 주로 상용합니다. 즉효성이라는 강점에도 일회적인 대증치료에 불과하여, 부지불식간에 원인 물질과 접촉하게 되면 기도의 부종과 폐색으로 생명까지 위협합니다. 아무리 원인 물질과 접촉해도 이상이 없게 하는 것이 최상의 치료인데, 안타깝게도 이러한 방법이 없었던 것입니다.
　흡선치유법 1단계 30회 동안 배수혈에서 부위를 가리지 않고 수포와 노폐물들이 쏟아져 나왔습니다. 특히 경추부위의 노폐물은 어느 때에는 2~3컵이 쏟아져 나오곤 하였습니다. 약 30회가 지나자 더 이상의 수포 반응이 나타나지 않아 흔간부위를 시술하였습니다. 약 20회의 흔간부위 시술이 끝나자 알레르겐과 접촉이 전혀 없는데도 온몸에 국소적인 알레르기가 나타나기 시작하여 무척 괴롭다 하였습니다.

이는 체내 깊숙이 숨어있던 알레르겐들이 표면으로 나와 배출되면서 일부가 명현반응을 일으키는 것으로 판단되었습니다. 그 후 흔간부위 시술이 끝나자 2단계 전면부를 시행하였습니다.

전면부 시술 10회 후 흔간부위 3회를 마치자 더 이상 아무런 반응이 나타나지 않았습니다. 알레르기 외에 건강상 특이한 문제점이 없던 터여서 원인 물질을 실험 삼아 섭취시켜 보았습니다. 그런데 전혀 반응이 없었습니다. 이것은 기적과도 같은 일입니다!

알레르기의 일반적 치료 대책은 원인 물질을 회피하는 것과 증상발현 시 스테로이드를 주사하여 증상을 일시적으로 완화시키는 것이지 근치는 아니기 때문입니다.

흡선치유법으로 근본 치유가 된 것입니다. 약 8개월의 흡선치유가 이러한 결과를 만들어 준 것입니다. 이러한 결과는 수천 년 의학의 흐름에 있어 르네 라에네크의 청진기 발명, 윌리엄 모튼 등에 의한 마취 발견, 루돌프 피르호의 현미경 발견, 헬렌 타우시그의 블루베이비 수술과 비견할 만한 의학의 혁명이라 할 수 있습니다.

02 실제편 I

다발성 자궁근종

성명 : 김 ○○ 성별/나이 : 여/43

　자궁근종이란 자궁 근육층에 발생하는 양성 종양을 말합니다. 성호르몬의 분비와 더불어 위험빈도가 높아지며 30대 여성에서 30% 이상의 발병률을 보이는 질환입니다. 자궁근종이 성장하는 것은 여성호르몬인 에스트로겐에 의존하는 것으로 생각됩니다. 발생하는 조직에 따라 장막하근종, 점막하근종, 벽내근종으로 분류합니다. 근종의 크기에 따라 증상에 차이가 있으며 생리양의 과다, 비정기적인 출혈, 심한 생리통, 자궁비대, 하복통이 나타납니다. 그러나 약 25%의 환우들은 아무런 증상을 느끼지 못합니다. 근종의 크기가 성인의 주먹보다 커지면 방광이나 직장을 압박하여 소변 시 통증, 빈뇨, 배변 시 불쾌감을 주게 되고, 더 진행하면 허약감, 무력감, 두통, 빈혈까지 초래합니다. 근종의 약 1%가 암으로 진행됩니다. 폐경기를 지나면 발병빈도가 줄어듭니다.
　한의학에서는 이를 징가, 석가라고 합니다. 평소 너무 차가운 음식을 많이 먹거나 자궁 내 차가운 기운이 들어와 혈을 뭉치게(어혈, 瘀血) 하여 덩어리를 형성하는 것이 근종의 원인으로 보고 있습니다.
　이 환우는 수년 전 자궁근종을 수술한 병력이 있는 분입니다. 생리양 과다, 생리통의 병력과 함께 수술 후 양쪽 어깨가 아프고 목이 경직되며 전신이 시리고 반소매, 반바지를 입지 못할 정도로 추위를 타게 되었습니다. 여기에 비염까지 발병하여 삶의 고통을 받고 있었습니다. 그런데 최근 검사에서 자궁근종이 복수(複數)로 재발한 것을 확인하고는 수술 이외의 방법을 모색하던 중 지인의 소개로 본원에 내원하게 되었습니다.

흡선에 대한 자세한 설명과 함께 바로 시술을 시작하였습니다. 다만 평소 몸이 너무 허약한 편이고 근력이 부족하여 끝까지 치료하기를 부탁하였습니다.

1회 시술에서는 4곳에서 노폐물이 소량 나왔으며 2회부터는 21곳에서 수포와 다량의 노폐물이 쏟아져 나왔습니다. 가냘픈 몸, 미모의 얼굴 내면에 어찌 이런 독소와 노폐물이 가득 차 있었는지 상상이 가지 않았습니다.

두 차례 시술 후 이깨 통증과 목의 경직이 사라졌다고 하였습니다. 그러나 4회부터 8회까지는 몸살과 가려움증으로 상당히 힘들어하였습니다. 그러한 와중에도 증상은 꾸준히 좋아지면서 근종의 대표 증상인 생리통도 좋아지기 시작하여 증상의 호전과 시술로 인한 불편함을 같이 호소하였습니다.

9회부터 17회까지는 흡선기를 부착한 대부분 부위에서 폐기가스, 수포, 노폐물이 끊임없이 나왔습니다. 40곳 이상에서 독소들이 뿜어져 나오니 환우가 힘들어 하는 것은 당연하였습니다. 이 환우를 치료할 때에는 진료팀 중 2인 이상이 동원되었습니다.

그럼에도 불구하고 여타의 환우에 비하여 힘겨운 씨름을 하고 있었습니다. 시술이 진행되는 동안 증상은 꾸준히 호전되어 생리 시 통증이 사라지면서 과다한 생리양이 정상으로 돌아왔습니다. 한여름에도 시리던

02 실제편 I

 증상들이 사라져 흡선에 대한 확신을 점차 가지게 되었습니다. 여기에 고무되어 젊은 자제분까지 흡선치료에 동참하게 되었습니다.

 18회부터는 반응부위가 현저히 줄어들면서 29, 17, 7곳으로 급격히 줄어들어 곧 치료의 끝이 보이기 시작하였습니다. 흔간부위까지 시술이 마무리되면 검사를 통하여 근종 유무를 확인해 볼 예정이었습니다. 그러나 안타깝게도 23회를 마지막으로 더 이상의 시술이 이루어지지 않아 근종의 완전소실을 확인할 수는 없었습니다. 근종, 근종수술과 관련된 대부분 증상의 소멸에 의의를 둘 수밖에 없었습니다.

 흡선치유법의 원리와 방법은 간결하나 시술 여정은 쉽지만은 않습니다. 치유되려는 기전으로 인하여 가려움증과 명현반응이 출현합니다.

 1단계 정간부위와 흔간부위 시술이 종료되면 그 가치는 시간과 돈으로 환산하기 어렵습니다. 3~6개월만 독소 배출에 씨름하면 30~60년 동안 질병에서 자유로워질 수 있습니다. 환우의 몸과 마음에 평화가 깃들기를 기원합니다.

오십견

성명 : 박 ○○   성별/나이 : 여/62

　오십견은 만성 폐색성 활액낭염, 견관절 유착이라고도 불리는 만성 퇴행성 관절 질환입니다. 40~50대 이상, 남성보다는 여성에게서 빈발합니다.
　오십견의 원인은 과다 사용이 대부분입니다. 발병되면 어깨 부위에 광범위한 통증이 나타나며 특히 송곳으로 찌르는 듯한 극심한 통증이 간혹 발생합니다.
　적절한 치료가 이루어진다 하여도 호전되는 데에는 최소 수개월에서 수년의 기간이 소요됩니다. 심한 경우는 관절 주위에 광범위한 유착이 발생하여 모든 동작에 제한을 받아 옷을 갈아입는 것조차도 힘들어집니다. 이 환우도 여러 군데의 병·의원을 돌아다니다 치료가 잘되지 않아 내원하였습니다.
　최초 증상은 1년 전부터 시작되었고, 시간이 갈수록 통증은 점점 심해지고 있었습니다. 사지병(四肢病)은 3단계 치료를 주로 하므로 견관절 주위에 흡선기 6~7개를 부착하고 30분을 지켜보니 어깨 안쪽이 자색의 반응을 보이고 별다른 수포는 나오지 않았습니다. 이틀 후 별로 호전됨이 없다고 하였으나 다시 흡선기를 부착하였습니다.

02 실제편 I

그런데 다음 날 밝은 얼굴로 그 아프고 찌르던 통증이 많이 사라졌다며 좋아하시고 4회째 내원해서는 거의 아프지 않고 동작해도 마음대로 잘된다고 하였습니다. 다른 의원에서는 사혈을 하고 부항을 떠서 시원한데, 여기서는 왜 사혈을 해 주지 않느냐 섭섭해했지만, 흡선치유법의 원리를 설명해 드리니 고개를 끄덕이며 "깊은 병은 사혈보담 머? 흡선부항? 이 좋고만" 하셨습니다.

임상 경험상 실제로 오십견은 통증 개선과 동작의 부드러움이 이렇게 빨리 좋아지지 않던 것이 상례였습니다. 흡선치유법에 다시 한 번 탄복한 사례였습니다.

구안와사 후유증

성명 : 남 ○○   성별/나이 : 남/55

　구안와사는 와사풍, 안면마비, 안면신경마비, 면탄(面癱)이라는 별칭을 가지고 있는 질환입니다. 몸이 허약해진 상태에서 풍, 한, 습에 과도하게 노출되거나 유양돌기 내부 안면신경의 급성 염증으로 발병됩니다. 중추성은 뇌혈관 질환이나 뇌종양에 기인하므로 원인 치료가 우선이나, 말초성인 경우가 대부분을 차지합니다.

　이 환우는 2010년 발병한 구안와사에서 90% 이상 치유되었지만 웃을 때나 식사할 때 왼쪽 눈이 감기는 것이 불편하여 내원하였습니다. 교과서적으로 약 95%는 완쾌되지만 5%는 후유증을 남기게 되는데 이 5%에 해당하는 경우였습니다.

　보편적으로 이렇게 남은 후유증들은 어떠한 치료로도 잘 낫지 않습니다. 일반적인 침, 한약 치료로는 완치가 불가능하다고 판단되어 흡선치유법의 이론을 설명해 드린 후 치료를 시작하였습니다.

　1회째 40분을 시행하였는데 초기부터 엄청난 양의 수포에 놀랐습니다. 그렇지만 건강한 체질이어서 무리 없이 잘 견디어 냈습니다. 3일 후 내원하였는데 뻑뻑하던 눈이 맑아지고 아프지 않다며 너무 신기하다고 하였습니다. 2회째에는 총 39곳에서 수포와 다량의 노폐물이 쏟아져 나

02 실제편 I

왔습니다.

구안와사의 궁극적 원인이 결국 심신의 과로로 인한 '혈액의 혼탁'이며 현재도 다수의 질병이 도사리고 있다는 방증이기도 하였습니다.

5회째 들어서는 입 부분의 처짐 현상이 호전되고 10회째 들어서는 감기던 왼쪽 눈이 거의 정상으로 회복하여 잘 감기게 되었습니다. 11회째부터는 몸이 날아갈 듯이 가볍다고 하면서 감사의 인사를 하였습니다. 이 경우도 구안와사의 궁극적 원인은 체내에 잠재된 독소이며 이를 제거하는 것이 치유로 가는 길임을 제시해 주고 있습니다.

내 안의 의사가 진짜 의사

부정맥, 만성 쥐내림, 만성 두통

성명 : 박 ○○   성별/나이 : 남/68

   이 환우는 정년퇴직 후 상당히 넓은 농장을 경영하는 농부입니다. 흡선치유로 몸이 나은 환우의 소개로 부부가 같이 내원하였습니다.
   처음에는 두 분이 진료실로 들어와 부인의 척추측만증을 상담하여서 부인만 흡선을 하시는 줄 알았는데, 막상 설명이 끝나니 본인도 했으면 하여 우연히 시작하게 되었습니다. 가장 불편한 사항은 밤마다 지속되는 종아리의 쥐내림이었습니다. 힌 빈 쥐가 내리년 자다가도 일어나 주무르고 발가락을 오므락 펴락하고… 여러 수단을 취하다가 잠자는 시간을 놓치기가 다반사였습니다. 그 여파로 농장 일이 무척 힘들었습니다. 한의학적으로 쥐내림은 전근(轉筋)이라고 하여 혈액이 근육에 충분히 영양분을 공급하지 못하기 때문에 나타나는 질환입니다(血不養筋). 그러나 혈액이 충분히 있어도 맑지 못하거나 혈행의 통로가 막혀 있으면 아무 소용이 없어서 무엇보다도 흡선치유가 적합한 상황이었습니다. 또 다른 문제는 머리가 멍해서 도대체 맑지가 않다고 하였습니다. 두통은 두통인데 멍하면서 정신이 맑지 않았고 이 또한 수년 동안 지속되고 있었습니다. 환우의 맥을 짚어보니 심한 부정맥이 나타나고 있었습니다. 특히 불규칙적인 빈맥(頻脈)으로 만약 이 증상이 심실 기원이라면 심장정지를 유발하게 되고 만약 5분 이상 산소가 공급되지 않으면 사망에까지 이를

02 실제편 I

수 있습니다. 서양의학적 원인론은 관상동맥 질환으로 인해 심장의 율동을 조절하는 전기체계에 혈류가 감소하는 것으로 보고 있습니다. 상세한 설명 후 시술이 이루어졌습니다. 1회 시술 때 그 누구보다도 많은 수포와 노폐물이 나와 그저 놀라울 뿐이었습니다. 환우 스스로 평소 절제하는 생활과 꾸준한 운동을 병행하였다 하여 수포반응이 많지 않으리라고 판단하였으나 실제로는 그와 들어맞지 않았습니다. 56개의 흡선기를 부착하였는데 4곳만 제외하고 52곳에서 수포와 노폐물이 쏟아져 나왔습니다. 이 환우는 본인의 의지가 결연하고 이 방법에 대한 확신을 가지고 있어 불편함을 뒤로하고 꾸준히 시행하였습니다. 2회, 3회, …, 11회까지 50여 곳에서 수포와 다량의 노폐물이 꾸준히 발생하였습니다. 이렇게 한 달여 동안 지속적으로 수포가 나오다 보니 등이 쓰리고 밤에 잠을 설치게 되면서 오히려 쥐내림의 문제보다 더 괴롭다고 호소하였습니다. 그런데 대화를 나누다 보니 그동안 괴롭히던 쥐내림이 없어졌다는 사실을 깨닫게 되면서 다시 한 번 힘을 내어 끝까지 해보기로 다짐하였습니다. 12회부터는 이상 부위가 더 줄어들고 16회부터는 확연하게 줄어들어 한결 수월하다고 하였습니다. 그런데 18회째 내원하여 처음부터 모든 부분을 상세히 진찰해 보니 부정맥이 봄눈 녹듯이 사라진 것입니다. 이 환우가 가장 걱정하던 것 중 하나가 심장 이상에 의한 중증질환이나 응급문제였는데 이 부분이 사라진 것입니다. 또 하나는 그 심한 만성 쥐내림, 이로 인한 불면의 밤이 이제는 숙면의 밤으로 바뀐 것입니다. 머리가 항상 멍하던 증상은 없어지는 줄도 모르게 사라졌습니다.

결국 부정맥도 만성 쥐내림도 두통도 모두가 각각의 원인이 아니라 '혈액의 혼탁'이 원인이었다는 사실을 다시 한 번 확인하게 되는 사례였습니다. 고령의 나이에 불편함을 잘 견디어 내셔서 감사드립니다.

내 안의 의사가 진짜 의사

역류성 위염, 신경성 위염, 원인 불명성 옆구리 통증

성명 : 김 ○○ 성별/나이 : 남/25

젊고 멋진 학생은 사회에서 받은 충격으로 역류성 위염, 신경성 위염, 오른쪽 옆구리 통증이 반복되어 여러 병원에서 치료를 받았습니다. 그러나 통증은 치료할 때뿐 반복적으로 재발하였습니다. 그러던 중 가족의 소개로 방학을 이용하여 본원에 내원하게 되었습니다.

일반적으로 흡신치유법은 어리거나 젊은 경우 노폐물이 많지 않으므로 수포 생성이 많지 않습니다. 그런데 이 학생은 처음 시작과 함께 35곳에서 수포가 나오는 것이었습니다. 그래서 식생활을 점검해보니 타지에서 혼자 자취하면서 아침은 먹지 않고 점심과 저녁 대부분을 패스트푸드로 해결하며 저녁도 밥보다는 술과 술안주로 대신하고 있었습니다.

노폐물은 좋지 않은 음식, 좋지 않은 환경오염, 시기질투하는 마음, 외상에서 생깁니다. 아무리 젊은 나이라도 이와 같은 조건들이 반복된다면 나이에 반하는 질환들이 발생할 수 있는 것입니다.

그렇지만 청년들은 회복력이 빠릅니다. 3회부터는 역류성 위염 증상도 옆구리 통증 증상도 대부분 사라졌습니다. 6회 들어서는 수포 발생 부위도 급격하게 줄어들었고 호소하던 증상들은 자취를 감추게 되었습니다.

02 실제편 I

   급성 질환과 만성 질환이 겸해 있으면 급성 질환부터 치료하고 차후 만성 질환을 치료하게 됩니다. 그러나 흡선치유법은 이러한 두 가지 양상의 질병이 혼재해 있어도 하나의 방법으로 해결된다는 사실이 참으로 놀라울 따름입니다.

   흡선치유를 통해 건강을 회복하여도 건강한 몸을 유지할 수 있도록 조언해주는 것도 의자(醫者)의 몫입니다. 또한, 이를 잘 받아들여 실천하는 것은 환우의 몫이라 하겠습니다.

대장암

성명 : 박 ○○ 성별/나이 : 남/70

서양의학에서는 암 치료에 3가지 방법을 사용합니다.

첫째는 암이 진행 중이라는 사실을 알려주는 해당 부위를 잘라내는 수술입니다. 그러나 대부분의 의사도 이 방법이 고식적이고 습관적 행위일 뿐, 무한히 존재하는 암들을 제거하는 것이 아님을 잘 알고 있습니다. 왜냐하면, 영상진단에서 확인할 수 있는 암세포가 자라나는 데 5년 전후가 걸리기 때문입니다. 수술하기 위해 열어둔 바로 옆 부위에 암세포가 있어도 그저 지나칠 수밖에 없다는 말입니다.

둘째는 암세포를 죽이는 방사선 요법입니다. 일부 암세포는 죽지만, 정상세포도 무수히 죽게 됩니다. 하지만 적응이 빠른 암세포는 방사선의 공격으로부터 자신을 보호하는 방법을 재빨리 배우게 됩니다. 정상세포보다 오히려 회복력이 더 뛰어납니다.

셋째가 화학요법입니다. 화학요법 전문의도 화학요법이 암세포를 모두 죽이지는 않는다는 것을 잘 알고 있습니다. 전체 암세포의 60~70%만 죽일 뿐입니다.

결과적으로 수술하고 방사선을 쬐며 화학요법을 통해 줄어든 암세포와 싸워 완치로 이끄는 것은 나의 자연치유력일 뿐입니다. 자연치유력

02 실제편 I

은 내 몸 안의 조건에 좌우되며 그 조건이란 독소의 존재 여부입니다. 20년 전에는 암의 진단이 상당한 크기로 자라 시간이 흐른 뒤에 이루어졌습니다. 지금은 조기진단이 가능합니다. 여기에서 5년 생존율의 차이가 생기는 것입니다.

결국, 과학의 발달로 암을 진단하는 시기만 빨라졌을 뿐, 달라진 것은 아무것도 없음을 알아야 합니다.

장의 유착이 48시간 이상 지속하면 장은 부패되고 이로 인한 합병증, 출혈 등으로 환우는 사경을 헤매게 됩니다. 7년 전 대장암, 위암을 판정받고 수술한 이 환우는 본원에서 꾸준히 관리를 해왔습니다.

그러나 위 전절제, 대장 일부절제의 후유증으로 1년에 한두 번씩 장의 유착이 일어나 응급처치를 받아오고 있었습니다. 그 응급처치란 장의 X/R 검사 후 코에 호스를 삽입하고 장 내의 가스를 제거하여 유착이 풀리기를 기다리는 것이며, 만약 이것이 여의치 않으면 다시 개복하여 유착된 부분을 잘라내는 것입니다. 환자의 체력과 연령, 수술경력 등을 고려한다면 다시 수술하는 것은 상당한 모험이었습니다.

이번에도 점심 식사가 문제 되어 급하게 내원하였습니다. 병원으로 이송을 할까 하였으나 다시 입원생활하는 것이 힘드니 본원에서 할 수 있는 처치를 원하였습니다. 급박한 상황 속에 복진(腹診)을 해보니 복부가 팽창하여 풍선처럼 부풀어 올라있고 격심한 통증을 호소하였으며 장의 폐색으로 인하여 수없이 구토를 하였습니다. 이 질병을 해결하는 방법은 흡선치유법밖에 없다는 확신이 들어 바로 시작하기로 하였습니다.

2단계 체간 전면부에 흡선기를 부착하고 최초 증압도 5회로 시행하였습니다. 15분이 지나자 위완부(명치 아래, 위 부위)와 그 좌우에서 자흑색의 색소반응을 보이더니 바로 적색과 흑색의 수포가 다량 나오기 시작하였으며 복부의 다른 부위도 다량의 수포가 나오기 시작하였습니다.

흡선기 내부 수포가 하나라도 콩알 크기 이상으로 커지면 흡선기를 제거하는 것이 원칙이지만, 응급상황이므로 조금이라도 독소를 뽑아내야 하므로 커진 수포를 터뜨리고 바로 그 부위에 흡선기를 재부착하였으며 다른 부위도 동일한 방법으로 시행하였습니다.

그렇게 45분 정도 지나자 갑자기 방귀를 약하게 뀌면서 얼굴에 화색이 돌기 시작하였습니다. 환우와 보호자는 이 방귀의 의미를 너무도 잘 알고 있었습니다. 장의 유착이 풀리는 신호가 바로 가스의 방출입니다. 모두가 감탄을 거듭하였습니다. 그리고 60분이 지나자 이전보다 더 큰 방귀 소리가 나왔습니다. 그러면서 그 격심하던 통증이 사라지고 온몸에 기운이 생긴다고 하였습니다. 그제야 모든 흡선기를 제거하고 수포를 정리하였습니다.

이 대징임 환자의 사례는 흡선치유법이 진정으로 의학의 혁명적인 방법임을 시사해줍니다. 왜냐하면, 이전처럼 입원하여 가스가 나오기를 기다리며 1주일 전후를 지켜보다 반응이 없으면 생명을 담보로 수술을 해야 하는 상황을, 1시간의 흡선치유법으로 정상으로 되돌렸기 때문입니다. 다음 날 오전 환우 보호자께서 직접 전화를 주셔서 아침에 다량의 변을 보았으며 조금씩 미음을 드신다며 감사의 인사를 하였습니다.

흡선치유법의 진정한 가치를 다시 체험하고 깨치는 계기였습니다.

환우와 보호자의 안녕을 기원합니다.

02 실제편 I

갑상선기능저하증

성명 : 조 ○○   성별/나이 : 여/40

갑상선기능항진증은 갑상선에서 갑상선호르몬이 과잉 분비되어 체내 대사가 항진되는 질환입니다. 여성이 남성보다 빈발하며 20~50세가 대부분을 차지합니다.

갑상선은 생체 전체의 대사 속도를 일정하게 유지하는 장기로, thyroxine(T4), triiodothyronine(T3)을 생산하여 전신의 조직에 산소 소비량을 증대시키고 당질, 지질대사를 촉진시킵니다. 또한 혈중 Ca양을 저하시키는 작용을 하기도 합니다.

면역체계의 이상으로 갑상선을 공격하는 자가항체가 형성되어 갑상선호르몬이 과다하게 분비되므로 이상 증상이 발생하게 됩니다. 식욕증가, 체중감소, 극심한 피로, 불안, 불면증, 근육 쇠약감, 지속적인 손떨림, 안구돌출 등이 일반적인 증상입니다.

서양의학적 치료는 항갑상선제를 12~18개월 동안 복용하게 하나 정확한 조절의 실패로 기능저하증과 항진증이 반복되기도 하며 잦은 재발률을 나타냅니다.

반면, 갑상선기능저하증은 갑상선염이나 뇌하수체종양, 기능항진증에서 방사성요오드나 수술적 요법을 시행받은 경우에 발생합니다. 심한 피로감, 체중증가, 변비, 쉰 목소리, 추위를 많이 느낌, 피부건조, 모발의 굵기가 가늘어지는 증상들이 나타납니다.

이 환우는 40세의 공무원으로 두 아이의 엄마와 주부 역할까지 해야 하는 여성입니다. 10여 전부터 갑상선기능항진증과 저하증을 반복하다가 최근 다시 갑상선기능저하증으로 진단받고 양약을 복용하던 중 증상에 변화가 없어 본원에 내원하게 되었습니다. 증상을 살펴보니 극심한 피로감, 변비, 수족냉증, 체중증가 등이 나타나서 기능저하증이 확실하였습니다.

이 환우가 가장 힘들어 한 점은 업무 중 갑작스러운 피로가 오게 되면 아무런 업무도 하지 못하여 같이 일하는 동료들에게 미안한 마음이 드는 것이었습니다.

언제 갑자기 엄습해 올지 모르는 피로와 무력감 때문에 항시 좌불안석이었으며 이 때문에 불안, 불면, 우울감까지 심해지고 있었습니다. 흡선치유법에 대하여 충분한 프레젠테이션이 이루어졌으나 등에 생기는 상처 때문에 바로 시작하지 못하였고, 수일 후 이 방법에 대한 본원 홈페이지, 학회 홈페이지를 자세히 살펴보고 내원하여 치료를 시작하게 되었습니다.

1회에는 40분 시행하였는데 수포나 노폐물은 전혀 나오지 않았습니다. 2회부터 5회까지도 폐기가스의 반응 외에는 반응이 없었습니다. 그런데 환우 본인은 변비가 호전되고 극심한 피로감이 덜해지면서 몸이 가볍다고 하였습니다. 6회째부터는 본인 스스로 갑상선기능저하증에 대한 양약을 끊었으며 9회째에는 가장 불편하던 변비, 불면증, 피로감이 사라지게 되었습니다.

이 환우에게서 두 가지 교훈을 얻을 수 있었습니다.

02 실제편 I

 흡선치유법 시행 시 중증 질환에는 반드시 수포나 노폐물이 많이 나올 것이라는 고정관념입니다. 폐기가스만 다량 분출되어도 질환이 치유되며 폐기가스도 중요한 노폐물 중 하나라는 점입니다.
 또 하나는 흡선치유법의 시행기간이 반드시 3~6개월은 아니며 질병과 연령, 살아온 생활에 따라 달라진다는 점입니다. 40일 동안, 9회의 흡선치유로 이러한 중증 질환도 빠르게 치유된다는 중요한 교훈을 우리에게 주고 있습니다.

내 안의 의사가 진짜 의사

턱관절 장애

성명 : 김 ○○   성별/나이 : 여/45

 관절이란 2개 이상의 뼈와 뼈를 연결하여 유동성과 유연성을 주는 인체 구조물입니다. 관절은 영양분을 공급하고 동작을 부드럽게 해주는 액체 형태의 활액낭, 인대, 근육, 연골 등으로 이루어져 있습니다. 턱관절은 머리의 측두골과 아래턱인 하악골을 연결하는 관절로, 음식물을 씹거나 발성을 하고 표정을 구사하는 데 중요한 역할을 합니다.
 턱관절 이상이 반복적으로 장기간 지속되면 '턱관절 장애'로 진단 하게 됩니다. 턱관절 장애는 전 세계 인구의 약 40% 이상이 앓고 있을 정도로 흔한 질환이지만, 질환의 경중에는 많은 차이를 나타내고 있습니다. 음식을 한쪽으로만 씹거나 턱 괴기, 이 악물기, 한쪽으로만 팔을 턱에 괴고 옆으로 누워있기 등의 잘못된 생활습관, 외부 충격, 오장 육부의 문제, 좌우 비대칭, 척추만곡 등이 주된 원인입니다. 척추의 문제로 서 있거나 앉아 있는 자체가 불안정해서 오후나 저녁이 될수록 증상이 심해집니다.
 밤에는 대부분 누워 있게 되므로 척추의 불안정성이 줄어듭니다. 그래서 아침이 가장 좋은 상태가 됩니다. 인간의 3대 욕망 중 하나인 식욕을 원활하게 해준다는 측면에서 이 질환은 음식을 잘먹지 못할 뿐 아니

02 실제편 I

라 심리적인 고통을 주게 되며 심하면 우울증, 자살 충동까지도 초래하는 질환입니다.

딱딱한 물질을 오래 씹어서 발생하는 경우나 외부의 충격으로 인한 급성적인 턱관절 장애는 일반적인 침, 한약 치료로 대부분 호전됩니다. 그러나 척추의 만곡이나 대칭 문제로 인하여 턱관절 장애가 온 경우에는 치료에 한계가 있습니다.

교정이나 카이로프랙틱으로 척추가 정상화된다고 하여도 그 상태를 유지하게 하는 척추기립근의 약화, 오장육부의 문제가 해결되는 것은 아니기 때문에 재발을 반복하게 됩니다. 이 환우도 내부 장기의 부조화와 척추의 만곡, 측만의 일차적인 원인으로 턱관절 이상이 온 경우이므로 흡선치유가 가장 훌륭한 치유법이 되리라 생각하였습니다.

실제로 발병 후 6년 동안의 치료로 완치되지 않았다는 것이 그 방증이기도 합니다. 씹는 상태가 바르지 않고 불편하므로 심리적으로 우울해지고, 부드러운 음식인 면 종류, 묵, 젤 상태의 음식을 먹을 때면 더 힘들어지며 목, 등, 허리, 어깨 등이 따라서 아팠습니다.

충분한 교감과 설명 후 치료를 시작하였습니다. 1회, 2회에 경추 4번에서 흉추 2번 부위까지 수포가 나오기 시작하였으며 3회, 4회에는 경추, 흉추 전 부위에서 노폐물이 나왔습니다. 5회부터 27회까지는 경추, 흉추, 요추 전 부위와 그 좌우에서 엄청난 수포와 노폐물들이 쏟아져 나오기 시작하였습니다. 그와 함께 몸과 마음을 괴롭히던 증상들이 많은 호전을 보이기 시작하였습니다. 실제 턱관절에 대해 그 어떠한 치료도 하지 않았는데 이러한 결과를 나타내는 것이었습니다. 28회에서 52회까지는 경추와 흉추 일부, 그 좌우 15곳 전후에서 노폐물이 소량씩 나왔으며 대부분의 증상이 호전되었습니다.

질병이란 삶의 과정 중 쌓인 독소들이 몸의 가장 약한 부위부터 뚫고 나오는 것일 뿐입니다. 증상이 발현되는 부위를 자르고 화학약을 투여하고 방사선을 쬐는 것이 얼마나 큰 우를 범하는 행위인지를 다시 한 번 깨닫게 되는 계기였습니다.

환우의 고통이 삶의 기쁨으로 환원되기를 진심으로 기원합니다.

02 실제편 I

담도암

성명 : 김 ○○ 성별/나이 : 남/49

    암은 저항력 저하가 원인인 질환입니다. 나이가 증가할수록 위험도가 높은 것이 그 방증입니다. 그러나 젊은 나이에도 심신(心身)의 과로가 감내할 수 있는 정도를 넘어서면 온몸이 탁해지고 독소가 가득 차게 됩니다. 가장 약한 부위를 독소들이 점령하고 그 조직세포들에 변이를 일으킨 결과가 암(癌)입니다.

    서양의학은 암이 진행 중이라는 사실을 알려주는 부위를 잘라냅니다. 그러나 대부분의 환우는 재발을 경험하게 됩니다. 그다음 단계는 암세포를 죽이는 방사선을 쬐는 것입니다. 하지만 암세포 일부와 정상조직이 같이 손상받게 됩니다. 더구나 암세포는 적응이 빨라 방사선 치료가 거듭될수록 자신을 지키는 다른 방법을 찾게 됩니다. 암세포는 정상세포보다 회복력이 더 뛰어납니다.

    화학요법은 암세포의 DNA를 손상시키는 기전으로 죽이거나 자살을 유도합니다. 그러나 중요한 면역작용을 하는 백혈구에 치명적으로 작용합니다. 더 큰 문제는 화학요법을 통해 죽일 수 있는 암세포가 기껏해야 전체 암세포의 60~80%뿐이라는 것입니다.

    그렇다면 사람이 만든 암 치료법은 없다는 말이 됩니다. 그러면 암을 이겨낸 주체는 무엇입니까? 바로 내 안의 의사인 자연치유력인 것입니다. 이 자연치유력은 내 몸 안의 독소를 제거하고 자연으로 돌아가는 삶을 살 때 되살아나게 됩니다.

이 환우는 수술 후 1차 항암치료를 받던 도중 본원에 내원하였습니다. 평소 마음이 여리고 체력이 약해서 항암치료의 부작용인 오심(매스꺼움)과 구토, 무기력, 대변불통을 감내하기 힘든 상황이었습니다. 항암치료 후 기력이 너무 쇠약해진 상태여서 바로 흡선치유를 시행하기가 어려웠습니다.

우선적으로 비·위장의 기능을 보강하고 소화기암에 특효인 삼령백출산(蔘苓白朮散)을 복용함과 동시에 산삼약침을 병행하였습니다. 2일 후 내원 시 식사를 시작하게 되었으며 오심, 구토가 매우 호전되었습니다. 3일 후에는 그동안 불통이었던 대변을 보기 시작하였습니다. 기력이 어느 정도 회복되어 흡선치유를 시작하였습니다. 3회 시술 시 밥맛이 돌기 시작하고 힘이 생기면서 구토도 나오지 않았습니다. 또한, 대변도 정상적으로 잘 보는 상태였습니다.

노폐물은 주로 소화기 부위를 위주로 9곳에서 소량씩 배출되었습니다. 4회 시술 시에는 구토가 거의 나오지 않았으며 죽과 밥을 교대로 먹을 수 있게 되었습니다. 다만 변비상태가 설사로 바뀌기 시작하였습니다. 6회 시술 시에는 최초 매스꺼움의 상태가 고통지수 10(가장 심한 지수)에서 4로 경감되었습니다. 8회 시술 시에는 구토가 잡히고 식욕이 조금씩 회복되고 있었습니다.

그런데 환우 부모님은 서양의학적인 치료를 선호하여 다시 항암치료의 재시도를 권유하였습니다. 환우와 보호자가 입장 차이를 보이면서 심리적인 갈등이 다소 발생하였습니다. 암이나 파킨슨병, 루게릭병과

02 실제편 I

같은 난치성 질환은 치료 방향에 대한 온 가족의 일치된 마음이 무척 중요합니다.

극도로 쇠약해진 상태에서는 아주 작은 변수들도 큰 영향을 미치게 됩니다. 9회부터 19회까지 시술하는 동안 이러한 심리적 영향 때문에 큰 진전을 보이지 못하였습니다. 참으로 합치된 마음이 필요함을 절실히 느낄 뿐입니다. 환우의 쾌유를 온 마음으로 기원해 봅니다.

협심증

성명 : 노 ○○ 성별/나이 : 남/50

　동맥경화증이란 혈관이 기름기와 혈전 때문에 막히는 것이고, 협심증이란 동맥경화증으로 인해 심장혈관(관상동맥)의 내부가 좁아진 상태를 말합니다. 심근경색증은 동맥경화나 협심증에 의해 심장의 관상동맥이 혈전으로 완전히 막혀서 심장근육이 괴사하는 것으로 위중한 증상입니다. 즉 동맥경화에서 협심증으로, 협심증에서 심근경색으로 질병의 연결고리가 형성됩니다.

　관상동맥 내부의 동맥경화성 변화는 사실상 20대 초반부터 진행되며, 혈관 면적의 70% 이상이 좁아지면 협심증 증상이 발생합니다. 2010년 협심증 환우는 51만 2천 명으로, 2006년의 43만 9천 명보다 15% 이상 늘어난 추세입니다. 연평균 4%씩 증가한 셈입니다. 현대인의 생활이 협심증 위험인자에 다빈도로 노출되어 있는 것이 원인으로 파악됩니다. 흡연, 고지혈증, 당뇨병, 고혈압 등이 명백한 위험인자로 확립되어 있으며, 그 외에도 비만, 운동부족, 스트레스 등이 가능한 위험인자로 거론되고 있습니다. 협심증이 발생하면 흔히 경험하게 되는 것이 가슴통증(흉통, 胸痛)입니다. 환자에 따라 조금씩 다를 수 있지만 대개 '가슴을 짓누르는 듯하다', '뻐개지는 것 같다', '고춧가루를 뿌려 놓은 것 같다', '벌어지는 것 같다', '숨이 차다' 등으로 많이 표현됩니다. 협심증의 흉통

02 실제편 I

은 몇 가지 특징을 가지고 있습니다. 가장 중요한 특징은 안정 시에는 통증이 없다가 심장근육에 많은 산소가 필요한 상황, 즉 운동이나 무거운 물건을 드는 경우, 차가운 날씨에 노출되는 경우, 흥분한 경우 등에 주로 증상이 유발됩니다.

서양의학적 치료는 관상동맥을 확장시켜서 혈류의 공급을 증가시키고, 심근의 수축력과 심박수를 줄여 심근의 산소 소모를 감소시키는 데 중점을 두고 있습니다. 그러나 원인 제거를 통한 완치와는 거리가 있고 평생 약물과 생활을 함께해야 하며 저혈압, 어지러움증, 무력감 등의 부작용이 나타나기도 합니다. 약물치료가 불가능한 경우 관상동맥 스텐트 삽입술, 관상동맥우회술 등의 수술요법이 시행되나, 이 역시 부작용과 재발 방지를 위해 항혈소판제를 포함한 협심증 약물을 지속적으로 복용해야 합니다.

이 환우는 2010년 5월 부천의 모 병원에서 협심증 진단을 받고 15일 정도 양약을 복용하던 중 평생 복용해야 하는 상황임을 깨닫고 본원에 내원하였습니다. 내원 당시 식사 후 걸으면 가슴에 통증이 오고 빠르게 걸으면 가슴이 답답하며 계단은 한 걸음도 오르지 못하는 정도였습니다. 또한, 저녁에는 거의 잠도 자지 못하는 형편이었습니다. 4회 시술 시 컨디션이 좋아지면서 숨이 덜 차게 되었고, 5회 시술 시 가슴의 "통증이 얇아진다."는 특유의 느낌을 전하였습니다. 8회 시술 시에는 불면증까지 호전되었습니다. 14회 시술 시에는 불편하던 증상이 대부분 개선되었습니다. 협심증의 원인은 결국 '혈액의 혼탁, 독소'일 뿐입니다. 전신의 독소가 약한 부위인 심장의 관상동맥에서 나타난 것이므로 흡선을 통해 제독(除毒)하는 것이 근치를 위한 가장 확실한 방법임을 제시해 주고 있습니다.

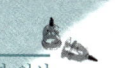

요추디스크

성명 : 유 ○○   성별/나이 : 남/36

   요추디스크는 30대와 50대 사이에 호발하며, 남자에게서 더 많이 나타납니다. 비만, 흡연, 장시간 앉아 있는 직업이 발병률과 관계가 있고, 무거운 물건을 들거나 허리를 심하게 트는 것이 원인이 되며 아무런 이유 없이 발병하기도 합니다. 또한, 가족력이 있는 것으로 보고되고 있습니다.
   많은 환자에게서 처음에는 요통으로 시작하여 좌골신경통이 나타나고, 좌골신경통이 증가함에 따라서 요통이 감소합니다.
   다리의 증상은 보통 가까운 곳에서 뚜렷하고 먼 곳일수록 희미합니다. 배변이나 기침, 허리를 굽히거나 재채기할 때, 아침에 증상이 더욱 심해집니다. 또한, 장기간 방치할 경우 근육위축이나 하지감각 이상 증상을 보일 수도 있습니다.
   서양의학에서는 보존적 치료와 수술적 치료로 구분하여 시행합니다. 보통 3~4주간 시행하는 보존적 치료로 약 70%의 환우가 증상이 호전됩니다.
   만약 6~8주 정도의 보존적 치료로 호전되지 않으면서 점차 악화되는 신경증상이 있는 경우, 하지 직거상 검사에 상당한 제한이 있는 경우,

02 실제편 I

마비증후군과 같이 방광과 장의 마비를 동반하는 경우, 통증으로 활동에 심한 장애가 있는 경우, 참을 수 없는 통증, 요통이나 하지 방사통이 자꾸 재발하는 경우에 한하여 수술요법을 고려합니다.

과거에는 통증의 원인이 돌출된 디스크의 신경압박으로 파악하였으나 최근에는 압박에 의한 신경의 염증을 그 원인으로 보고 있습니다. 통증 완화를 위하여 스테로이드라는 강력한 소염제를 주사하는데 이를 경막외 스테로이드 주사요법이라고 합니다. 결국 통증만 제어하고 나머지는 스스로 회복하기를 기다리는 대증요법입니다. 그러나 최근에는 이러한 보존적 치료보다 수술하는 환우가 많아지고 있으며 특히 대한민국의 수술비율이 높은 것은 기이한 현상입니다.

이 환우는 8주 동안 신경외과에서 보존적 치료를 받던 중 별다른 호전이 없어 본원에 내원하였습니다.

배관일을 하던 중 허리를 삐끗하였던 것이 요추디스크로 진행된 것이었습니다. 걷기, 앉았다 일어나기, 기침하기 등이 고통 그 자체였습니다.

1회에서 5회까지의 시술 동안 그다지 큰 변화는 없었습니다. 그런데 6회 시술 시 조금만 걸어도 다리까지 내려오던 방사통이 사라지면서 걷기가 편해지기 시작하였습니다. 그러나 수포나 독소는 허리 부위보다는 경추와 흉추 좌우에서만 나왔습니다. 7회 시술 시에는 걷기가 훨씬 더 수월해졌습니다. 2개월 동안 서양의학적 치료로 전혀 반응이 없던 상태가 2주만에 의미 있는 호전을 보인 것입니다. 10회 시술 시에는 걷는 데 문제가 없을 정도가 되었고, 앉았다 일어나는 동작에만 불편함이 남게 되었습니다. 16회 시술 시에는 통증지수가 10에서 4로 경감되어 일상적인 동작이 가능하게 되었습니다. 20회 시술에 이르러 80% 이상이 호전

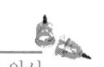
내 안의 의사가 진짜 의사

되어 거의 정상적인 생활을 할 수 있게 되었습니다.

그런데 특이한 점은 14회까지 문제의 요추 부위에서 전혀 노폐물의 반응이 없었고 대부분 경추와 흉추 부위에서 수포반응이 있었다는 점입니다. 요추디스크 또한 국소적인 요추의 병이 아니라 '혈액의 혼탁'에 의해 척추 주위의 근육들이 약해진 전신 질환임을 의미하는 것입니다.

경추나 흉추를 같이 바로잡지 않으면 디스크 치료는 완전하지 않으며 재발을 반복할 수밖에 없는 것이 바로 이러한 이유에서입니다. 디스크 질환에서 문제 부위의 국소적 진단과 더불어 척추 전체를 바로잡아주는 전일적인 인식이 완전 치유의 관건임을 보여주는 사례입니다.

02 실제편 I

(아쉬움이 남는 사례)
제1형 당뇨와 신부전

성명 : 송 ○○ 성별/나이 : 여/30

이 환우는 12세에 당뇨 판정을 받았는데, 본인도 처음에는 이 사실을 인정하고 싶지 않았다고 합니다. 인슐린 의존성 소아당뇨, 1형 당뇨였습니다.

이 질환은 췌장에서 인슐린 자체를 생성하지 못하여 혈액 내 당분이 조직세포로 전달되지 못하여 발병됩니다.

현재 나이까지 18년 동안 인슐린을 자가주사하면서 현실에 감사하며 살아오고 있었습니다. 그러던 중 본원에 자주 오시던 모친의 권유로 흡선치유법을 접하게 되었습니다. 지금까지 계속 나빠지기만 하였으므로 큰 기대를 하고 오지는 않았지만 나이가 젊은 신혼부부여서 신념을 가지고 치료에 임하게 되었습니다.

오랫동안 지속되어온 당뇨로 인하여 소혈관이 제 기능을 발휘하지 못하면서 눈이 침침해지고 온몸이 붓게 되었으며, 신장의 기능이 10% 이하로 작동하고 있는 상태였습니다[BUN 49.5(정상치 : 5.0~23.0mg/dl) creatinine 6.25(정상치 : 0.40~1.35)]. 또한, 평소 가지고 있던 비염증상, 전신소양증, 불규칙한 생리 등이 부수적인 증상으로서 환우를 괴롭히고 있었습니다.

흡선치유법 적용의 최대 목표는 병원에서 권고받은 투석을 최대한 늦추는 것이었지만, 객관적인 수치로 보아서는 모두가 힘들다고 판단되는 상황이었습니다.

속치법 1단계 1회를 실시하는 40분 동안 환우가 가장 힘들어하는 부분은 숨을 쉬는 것이었습니다. 비염의 영향이 문제였으며 부기가 있는 상태였으므로 지금까지의 다른 환우들보다 더 힘들어하였습니다. 그러나 남편과 본원 간호사들이 온몸을 주무르면서 눈물겨운 40분의 시간을 보내게 되었습니다. 굳은 의지로 10회까지 치료하였고 평소 인슐린 주사제와 부종 치료제를 처방받은 병원에서 정기적인 혈액검사를 하게 되었는데 칼슘 수치와 신장 수치 등에 근거하면 더 이상 신장투석을 미룰 수 없으므로 입원치료하기를 권유받았다는 내용을 전해왔습니다.

이 시점에서 많은 고민과 갈등을 하게 되었습니다. 투석이란 내 몸의 모든 혈액을 빼내어 인공신장을 통해 정화하고 다시 되돌려 넣는 끝이 없는 작업이며 환우가 사망 시까지 지속됩니다.

이때 환우와 보호자가 만약 흡선치유법을 조금 더 일찍 시작했더라면 하고 아쉬워하며, 독소를 제거하면서 또 하나의 독소인 양약을 복용하지 않을 것을 검토해보자는 의견을 제시하게 되었습니다. 그래서 1주 2회 하던 흡선을 1주 3회로 하고 인슐린을 제외한 모든 양약을 끊고 다시 시작해보기로 하였습니다.

그렇게 19회까지 시행하던 중 1주일 동안 극심한 두통, 위완부 불쾌감을 호소하면서 제대로 식사를 하지 못하였습니다. 혈압을 체크해보니 160~190/110~126 사이를 오가고 있었습니다. 이 상황은 신장이 거의 역할을 하지 못하여 혈류량과 노폐물이 많아지면서 혈압이 상승하게 되었고 요독증(尿毒症) 조기 증상이 오심과 구토, 두통을 유발한 것이었습

02 실제편 I

니다. 이 상황에서 우려되는 것은 혈압상승으로 인한 뇌출혈이나 기타 장기의 손상이었습니다. 21회째 시행하고 다시 한 번 혈압을 체크해보았으나 결과는 마찬가지여서 의료진과 환우를 포함한 가족들이 의논한 끝에 우선 입원치료를 받아 혈압과 신장 관련 수치를 정상화 한 후 투석을 하되 투석횟수를 최소화하는 쪽으로 방향을 잡기로 하였습니다.

1형 당뇨는 부모를 포함한 가계의 누적된 결함으로 췌장 자체에서 인슐린을 분비하지 못하여 발생하게 됩니다. 최소 1세대 이상 유전적 결함으로 인한 문제이므로 치유가 쉬운 것은 아닙니다.

흡선치유법에 마지막 희망을 가지고 치료에 임하였으나 결과가 좋지 않아 모든 사람이 무척 안타까워하였습니다. 조금 더 빨리 흡선치유법을 적용해 보았더라면 하는 아쉬움이 남습니다.

그러나 투석을 시행하면서 흡선을 병행하면 투석횟수를 줄여 삶의 질이 향상되고 여명을 더 늘릴 수 있지 않나 하는 생각을 하고 있습니다.

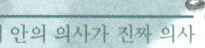

(아쉬움이 남는 사례)
비문증

성명 : 신 ○○ 성별/나이 : 여/54

비문증(飛蚊症)이란 모기나 보푸라기 같은 것이 눈앞에 날고 있는 것처럼 보이는 증상입니다. 비문증의 원인은 안구 내에 맑은 액체로만 있어야 할 초자체(유리체)가 혼탁해져서 발생합니다. 나이가 들수록 눈 속의 초자체는 두꺼워지고 오그라들면서 덩어리지거나 주름이 생기게 되어 부유물을 형성합니다. 하지만 근시가 심하면 젊은 사람에게서도 이런 변화가 빨리 나타날 수 있습니다.

대부분 비문증은 위와 같은 생리적 비문증이 90% 이상을 차지합니다. 그 외에 백내장 수술 후, 당뇨망막병증, 망막 혈관 파열에 의한 초자체 출혈, 포도막염, 망막정맥폐쇄, 고혈압망막증, 일스병(Eales disease) 등에서 발생하기도 합니다.

비문증은 일반적으로 시력에 영향을 미치지 않습니다. 따라서 눈앞에 검은 실이나 모기 같은 것이 떠다닌다고 해도 자연스레 무시하는 것이 좋고, 시간이 지나면 적응되어 느끼지 못하는 경우도 있습니다. 그러나 예민한 성격의 소유자이면 불안증, 신경과민, 망상증으로 이어지기도 합니다.

서양의학적 치료에서는 레이저 치료와 수술요법을 주로 시행합니다.

02 실제편 I

레이저 치료는 레이저에 의해 발생되는 기계적인 충격파를 이용하여 커다란 부유물을 작게 부수거나 흐트러뜨림으로써 증상을 경감시킵니다. 하지만 눈 속에는 부유물뿐만 아니라 연약하고도 매우 중요한 망막과 유리체 등이 있는데 이 충격파가 전달되어 망막에 손상을 일으킬 가능성이 있으며, 부유물이 깨지면서 숫자가 더 늘어나게 되어 결과적으로 불편함이 커지는 경우가 다수 발생합니다. 부유물의 크기와 밀도가 크고 시축을 가로막는 경우 수술로 제거하는 방법도 있는데 이 또한 여러 가지 합병증을 동반할 수 있습니다.

한의학에서 비문증은 안혼안화(眼昏眼花)에 해당합니다. 노화 혹은 과로, 잘못된 섭생 때문에 전신의 기혈이 혼탁해지고 간과 신장의 기능이 약화되어 본 병이 발생하게 됩니다.

이 환우는 광주의 모 안과에서 비문증 진단을 받고 치료 방법을 모색하던 중 본원에 내원하게 되었습니다. 눈앞에 날파리 같은 것이 날아다녀 집중을 요하는 작업 시에 상당한 지장을 초래하고 있었습니다. 더불어 좌측 어깨의 오십견 증상, 목 디스크, 왼손 저림, 요통, 무력감, 갱년기 장애 등의 여러 질환을 앓고 있었습니다.

이 모든 질환에 해당하는 치료를 서양의학적 시각으로 본다면 안과, 정형외과, 내과, 산부인과에서 각각의 약물과 더불어 치료해야 할 것입니다. 그렇다면 이 수많은 약을 과연 언제까지 먹어야 하며 그로 인한 부작용을 어찌 감당하겠습니까?

주증(主症)인 비문증은 결국 '혈액의 혼탁'에 의한 것이므로 흡선치유법의 방향과 잘 들어맞았습니다. 그래서 바로 치료를 시작하였습니다. 3회 시술 시 좌측의 오십견 통증과 손 저림 증상이 호전되었고, 8회까지 이 상태를 유지하면서 15곳에서 수포와 노폐물이 쏟아져 나왔습니다. 그러나 다른 환우와 비교하여 그 빈도나 양은 그리 많지 않은 편이었습니다. 9회 시술 시부터 잠잠하던 어깨 통증이 심해지는 명현반응이 출현하면서 16회까지 증상이 별로 호전되지 않았습니다. 여기에 본인의 가사 문제와 경제적인 여건으로 더 이상 내원이 이루어지지 않았습니다.

흡선치유법은 체간 후면부를 시술하는 1단계, 전면부를 시술하는 2단계, 국소부분을 시술하는 3단계로 이루어져 있습니다. 다수의 질병은 1단계 시술을 마치면 80% 이상이 치유됩니다. 그러므로 적어도 1단계 시술의 마지막인 수포나 노폐물이 나오지 않을 때까지 시행되어야 실질적인 치유가 가능합니다. 어느 정도 증상이 호전되어도 독소가 잔존한다면 다시 취약한 부위로 독소가 편승하여 질병이 발생합니다. 시술 중단은 마라톤의 중도 포기와 유사합니다.

질병의 경중과 무관하게 흡선치유의 중단은 대부분 시술자에게 그 원인이 있습니다. 환우는 앓고 있는 질병의 고통과 더불어 장시간 엎드려 있어야 하는 불편함, 가려움증, 명현반응, 불안감을 가지고 있습니다. 또한, 치유에 대한 확신이 하루하루의 증상 변화에 따라 마구 흔들립니다. 환우의 몸과 마음속으로 들어가 그 처지가 되어서 환우를 대해야 합니다. 이 환우가 시술을 마무리 하지 못한 것은 모두 정성이 부족했기 때문입니다.

흡선치료를 하는 모든 분들은 항상 환우의 입장에서 시술하기를 부탁 드립니다.

실제편 Ⅱ

다음은 자가치유 경험사례들을 정리한 내용입니다.
동일한 질환으로 투병하고 있는 환우 분에게 도움되기를 바랍니다.

03

협심증
목 디스크
이명
대장암
류마티스관절염
무릎관절염
타박상
위궤양
발목 염좌
골다공증
위장병
위하수증
간경화
뇌경색

03 실제편 Ⅱ

협심증

성명 : 김 ○○   성별/나이 : 여/58

김 ○○ 님은 병원에서 협심증 진단을 받고 계속 치료를 받아 보았지만 별 효과가 없어 소문을 듣고 찾아왔습니다.

당시 숨을 못 쉴 정도로 호흡이 가쁘고 가슴 답답함, 불면증, 뒷목 뻣뻣함, 허리 통증과 팔을 마음대로 움직일 수 없을 정도의 어깨 통증, 소화불량과 변비 증상이 있었으며 몸 전체에 아프지 않은 곳이 없다고 하였습니다.

1997년 10월 20일 흡선치유법 1단계 1회를 적용하였습니다. 예상대로 인체 내장 전부에서 수포반응이 나타났습니다. 1회 치료를 마치고 나니 바로 머리가 시원하며 맑아졌다고 했습니다. 7~8회의 흡선치유법을 적용한 결과, 불과 14~16일 만에 각종 불편한 증상들이 사라졌습니다.

이렇게 흡선치유법으로 속치 효과를 보는 이유는 인체의 순환과 소통에 장애를 주던 노폐물들이 제거되었기 때문입니다.

내 안의 의사가 진짜 의사

목 디스크

성명 : 서 ○○   성별/나이 : 남/73

  서 ○○ 님은 목 디스크 질환으로 50년 동안 고생하며 여러 방향의 치료를 받아 보았지만 치유되지 않았다고 합니다. S대학병원에서 MRI 촬영 후 경추 2~3번 사이에 조금 이상이 있으나 수술할 정도는 아니라고 하였고, YS의료원에서도 역시 같은 진단을 받았습니다. 꾸준히 약을 복용해도 별 효과를 보지 못했다고 합니다.

  1994년 1월 4일 뒷목 좌우 중앙에 흡선치유법을 적용했더니 많은 수포가 솟아 나왔으며 2회부터는 어혈 덩어리가 나왔습니다. 6회까지 엄청나게 나왔으며 너무 많은 양이어서 두려운 마음이 들었으나 2일 간격으로 적용을 유지하였습니다. 흡선치유법 6회 적용 이후부터는 표피의 상처도 아물었고 편두통이 해소되었다고 하였습니다.

  이렇게 흡선치유법을 14일 동안 7회 적용한 결과, 목 디스크와 그로 인해 나타나던 편두통으로부터 해방될 수 있었습니다. 50년 동안 수많은 종류의 치료를 받았어도 효과를 보지 못하고 고통을 감내하며 살아왔었는데 흡선치유법으로 14일 만에 말끔하게 완치되었다며 "위대한 치료법이다."라고 하였습니다. 어떤 방법이든 치료되어 불편한 증상이 없어진다면 더 이상 기쁜 일은 없을 것입니다.

03 실제편 II

이명

성명 : 나 ○○ 성별/나이 : 여/65

  나 ○○ 님은 심한 두통으로 진통제를 복용하고 있었고 이명이 극심하여 매미 우는 소리 및 각종 소리가 난다고 하였습니다. 불면증, 소화불량, 대소변 장애 등으로 병원에 가서 진찰을 받아도 별다른 증상이 없다고 하였습니다. 병원 치료, 한방 치료 등 좋다는 치료는 다 해보았지만 차도가 없어 소문을 듣고 찾아왔습니다.
  흡선치유법이 적용되면 수포도 나오기 때문에 통증이 심하고, 통증을 참고 7~8회 견뎌야만 누적된 노폐물이 제거되어 치료된다고 하니 아픈 것만 치료되면 얼마든지 참겠다고 하였습니다.
  1998년 4월 4일 흡선치유법 1단계를 적용하니 많은 수포가 솟아 나왔습니다.
  흡선치유법은 질병의 원인 물질인 노폐물을 피부에 분포한 한선을 통해 흡출시키는 치료법으로 위험성도 없고 안전하며 빠른 치료법입니다.
  나 ○○ 님의 경우 수포반응이 내장 전부에 걸쳐 나타났습니다. 내장 전부가 병이 중하여 이명도 나타나는 것입니다. 1단계 8회의 적용으로 각종 불편한 현상이 사라졌지만, 흡선치유법 2단계의 적용도 불가피하므로 2단계도 꼭 적용할 것을 안내해 드렸습니다.

대장암

성명 : 최 ○○   성별/나이 : 남/62

　최 ○○ 님은 대장암 환자로 서울 J병원에서 종양 제거 수술을 위해 개복하였으나 암세포의 전이가 심해 수술하지 못한 채 퇴원하게 되었습니다. 상심해 있던 가족들이 소문을 듣고 찾아와 죽어도 좋으니 흡선치유법을 한 번만이라도 적용시켜달라며 간청하였습니다.
　당시 환자는 음식도 거의 먹지 못했고 대소변도 용이하지 않았으며 항암치료로 인해 머리카락은 모두 빠져있는 상태였습니다.
　흡선치유법 1단계 1회가 적용되었고 1단계 3회 적용 후부터 환자의 얼굴에 생기가 돌기 시작했습니다. 1단계 4회 적용 후 직장에 있던 돌덩이 같은 것이 빠져나오면서 대변이 쏟아져 나왔고 이후에 음식물을 섭취할 수 있게 되었으며 대소변도 잘 보고 잠도 잘 잔다고 하였습니다. 빠졌던 머리카락이 까맣게 다시 나기 시작하였고 피부도 원래 색깔을 되찾으면서 점점 기력을 회복해가는 현상들이 일어났습니다.
　몸 안의 노폐물들이 빠져나오면서 암세포도 같이 빨려 나오고 정상세포의 증식과 활동이 원활해졌던 것입니다. 이렇게 흡선치유법 1~2단계의 적용으로 모든 것이 정상적으로 회복되었고 건강을 되찾을 수 있게 되었습니다.

03 실제편 Ⅱ

류마티스관절염

성명 : 한 ○○ 성별/나이 : 남/59

류마티스관절염을 앓고 있던 한 ○○ 님은 진통제를 복용하지 않으면 일을 하지 못한다고 하였습니다. 생계를 위해서는 일을 해야만 했고, 일하기 위해서는 하루도 빠짐없이 진통제를 복용해야만 했습니다.

1995년 6월 4일 흡선치유법 시술 1단계가 적용되었습니다. 예상대로 내장 전부에 병이 있었습니다. 진통제를 계속해서 복용해왔기 때문에 노폐물은 끊임없이 솟아 나왔습니다. 정상적인 림프액이 노폐물로 변질되어 나왔던 것입니다.

3개월을 계속하여 반복 적용한 끝에 류마티스관절염은 완전히 치료되었습니다. 내장에 병이 있기 때문에(관절에 필요한 영양소와 호르몬 생산에 차질이 생기고 공급에 문제가 생겨 관절에 정상적으로 에너지를 공급하지 못하기 때문) 관절염이 낫지 않았던 것입니다.

내장 기능을 먼저 회복시켜 영양소와 호르몬이 생산될 수 있게 하고, 관절과 관절 관련 장기에 공급되어야 근본적으로 치유가 되는 것입니다. 이렇게 인체의 모든 조직에 필요한 정기를 생산하고 정상적으로 공급해주면 성인병은 치료됩니다.

내 안의 의사가 진짜 의사

무릎관절염

성명 : 박 ○○   성별/나이 : 여/58

　박 ○○ 님은 무릎관절염 때문에 보행 자체가 어려운 상태였습니다. 좋다는 치료는 다 해보았지만 탁월한 효과를 보지 못했습니다.
　흡선치유법 1단계를 적용했을 때 내장 전부가 병이 든 것을 확인할 수 있었습니다. 1단계 적용으로 내장 조직의 노폐물을 제거하고 무릎에도 병행하여 적용시켰더니 효과는 빨리 나타났습니다. 무릎관절이 부드럽고 편하다고 했습니다.
　내장 회복과 무릎 치료를 병행 적용해서 좋은 효과가 나타난 것입니다.

03 실제편 Ⅱ

타박상

성명 : 김 ㅇㅇ 성별/나이:여/50

  김 ㅇㅇ 님은 내장이 부실하여 병원 치료, 약물 치료 등 온갖 치료로 효과를 보지 못하던 중에 1995년 10월 17일 흡선치유법을 시행하였습니다. 시행 즉시 속이 편하다고 하였습니다. 이후 5회 적용을 마치고 나니 불편하던 속이 아무렇지 않다면서 얼굴이 환해지며 소화가 잘된다고 하였습니다.
  하루는 옆구리를 움켜쥐고 죽을상을 하여 간신히 발을 끌며 들어오더니 사람 살려달라고 주저앉는 것입니다. 우선 부축하여 방에다 눕혀 놓고 사유를 물어보니 뒷밭에 나가 밤사이 강풍에 가지가 꺾인 밤나무에서 가지를 떼어낸다고 잡아당기다가 뚝 떨어지면서 옆으로 넘어져 타박상을 입고 정신을 잃었다고 하였습니다. 한참 지나 정신을 차려 몸을 움직여보니 움직일 수도 없고, 옆구리가 결려서 일어설 수도 없고, 소리를 지를 수도 없고 드러누운 채로 시간이 얼마나 지났는지 간신히 몸을 움직여 진땀을 흘리며 겨우겨우 왔다고 하였습니다. 젖가슴 밑을 만져보니 엄청난 고통으로 자지러질 정도였습니다. 타박부위에 흡선기 한 개를 흡착시켜 약 40분 경과 후 이를 떼고 움직여보라 했더니 거짓말처럼 말끔히 나았다고 하였습니다. 타박상은 속치가 되는 것입니다.

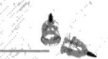

위궤양

성명 : 이 ○○   성별/나이 : 여/54

　병원에서 위궤양 진단을 받아 수년 동안 치료를 받았지만 치유되지 않았다고 합니다. 자궁에 분비물이 말라 부부관계도 어렵고 입안에 침이 바짝 마르는 현상이 나타나 항상 물을 가지고 다니면서 입이 마르면 적시고 지냈습니다. 중병으로 고통을 받으면서 살아왔던 것입니다.

　1995년 8월 11일 흡선치유법 1단계 적용을 시작하였는데 예상대로 내장 전부에 병이 들어있습니다. 정기(精氣) 생산이 부실하며 공급이 정상적으로 이루어지지 않기 때문에 이런 상태가 되었고, 각종 병의 원인이 되어 불편한 증상으로 표출되었던 것입니다. 원인은 내장에 노폐물이 과적되어 정기의 생산, 순환, 흡수, 배설이 불규칙하여지면서 각종 불편한 현상이 발생하였습니다.

　흡선치유법은 병의 원인을 제거하여 내장의 기능부터 회복시킵니다. 이 ○○ 님은 내장병이 치료되면서 입에 침이 다시 생기고 분비물도 정상적으로 회복되어 부부관계도 가능해졌다고 하였습니다.

　내장 조직에 누적된 엄청난 노폐물을 흡선치유법으로 배출하여 보여주니 놀라움에 말문이 막힌다고 하였습니다. 배출된 노폐물의 실체를 보고 흡선치유법을 이해하게 되었고, 흡선치유법으로 자신의 중병이 확실히 치료되었다며 감사의 인사를 전했습니다.

03 실제편 Ⅱ

발목 염좌

성명 : 이 ○○ 성별/나이 : 여/67

  이 ○○ 님은 발목을 삐어서 치료를 받았지만 완치되지 않아 절뚝이면서 취로사업을 다니던 중 주변의 소문을 듣고 찾아왔습니다.
  불편하다는 우측 발목에 흡선기를 1시간 흡착시켰더니 발목 둘레에 시커먼 자국이 나타났습니다. 흡선치유법 1회 적용 후 걸어보라고 했더니 아무런 이상이 없다는 것입니다. 이렇게 효과가 빠르게 나타날 줄은 꿈에도 몰랐다며 감사해 하였습니다. 발목이 삔 것은 손상이 심하면 치료 시일이 4~5일 정도 걸리지만, 가벼우면 2회의 적용으로도 완치됩니다.
  이처럼 흡선치유법이 염좌에 속치 효과를 보이는 이유는 충격에 의해 생성된 염증물질과 노폐물이 흡선기를 통해 흡출되었기 때문입니다.

골다공증

성명 : 이 ○○ 성별/나이 : 남/65

  이 ○○ 님은 당뇨 합병증과 골다공증으로 다양한 치료를 해보았지만 좋아지지 않았고, 고생하다가 수소문하여 찾아왔습니다.
  보통 내장 중병 환자들은 대부분 골다공증을 앓고 있습니다. 내장이 부실하면 만병에 노출되어 복합병으로 고생합니다. 내장 전부에 병이 들었는데 비난 골나공증만 있겠습니까?
  1997년 11월 27일 흡선치유법 1단계를 시작하였습니다. 예상대로 내장 전부에 노폐물이 과적되어 있었고, 이러니 내장 기능이 정상적으로 발휘될 리가 없었습니다. 3회 적용했을 때 큰 효과가 나타나기 시작했습니다. 부실했던 대소변이 정상적으로 돌아오고 당뇨 수치도 많이 좋아져 기뻐하였습니다.
  흡선치유법 1단계가 8회째 적용되고 나서 불편한 곳이 전혀 없다고 하였고 모든 것이 정상적으로 회복되었습니다.

3 실제편 II

위장병

성명 : 조 ○○   성별/나이 : 여/54

　1995년 10월 21일 딸이 조 ○○ 님을 부축해서 데려왔습니다. 위장이 좋지 않았는데 기도원에서 안수를 받으면 치료된다는 말에 기도원을 찾아가 등에다가 안수를 받았다고 했습니다. 등을 보니 약 10cm 정도의 상처가 나 있었고 그 안이 곪아 있었습니다. 그래서 걸음도 제대로 걷지 못한 채 부축 받으며 간신히 찾아왔습니다.

　등에 흡선기 2개를 흡착시켰더니 시커먼 어혈 덩어리가 막 쏟아져 나왔습니다. 한 번 떼어내고 다시 흡착시켜 3회를 반복 적용하였고 6컵 정도를 흡출하였습니다. 일어나서 걸어보더니 부축받지 않고도 걸어갈 수 있겠다는 것입니다. 상처부위만 3회 적용하였고 이후 내장병 치료를 위해 흡선치유법 1단계가 적용되었습니다. 내장 전부가 중병 상태였습니다. 흡선치유법 1단계를 2~3일만에 1회씩 적용하여 말끔히 치료되었으며, 2단계를 적용하자 역시 많은 수포가 솟아나와 중병이었음을 확인함과 동시에 치료도 하였습니다.

　내장병 치료를 전부 마친 후 환자는 "이렇게 쉽게 완치되리라고는 생각하지도 못했고 기도원 치료를 계속 했다면 죽을 뻔했다."고 말하는 것이었습니다.

위하수증

성명 : 서 ○○   성별/나이 : 여/51

   서 ○○ 님은 평소에 심장도 좋지 않고 가슴이 답답하며 소화가 잘 안 되어 소화제를 자주 복용해야 했습니다. 병원에서는 위하수증으로 판정받았습니다.
   그러던 중 1998년 3월 흡선치유법을 적용하기 시작했습니다. 위장 부위, 심장 부위, 간장 부위에서 엄청난 수포가 1단계 1회부터 솟아 나왔습니다.
   흡선치유법 1단계 1회 적용 후 바로 가슴이 시원하고 뱃속이 편하다고 하였습니다. 이렇게 효과가 좋은 것을 모르고 이제까지 고통을 참고 살아왔다며 억울해 하였습니다.
   병의 근원을 제거하니 내장 기능이 회복되었고, 2~3일 간격으로 꾸준히 적용하여 16일 만에 1단계를 끝냈을 때 환자가 이제는 아무런 이상이 없다고 말하였습니다. 또한, 환자의 얼굴색도 밝고 맑아지며 생기가 돌았습니다.
   병독이 제거되니 기능이 좋아진 것입니다. 이렇게 속치 효과가 나타난 것은 내장 조직에 누적된 노폐물인 병독을 제거했기 때문입니다.

03 실제편 Ⅱ

간경화

성명 : 홍 ○○   성별/나이 : 여/68

홍 ○○ 님은 병원에서 간경화와 녹내장으로 치료를 받고 있었습니다. 녹내장 수술할 날을 받아 놓고 지인의 소개로 찾아왔습니다.

증상을 물어보니 기억력이 떨어져 물건을 어디에 두었는지 분간도 못할 정도로 잊어버리기를 잘하고, 뒷골이 쑤시며 정신이 흐리고, 사지가 저리고 다리에 쥐가 나며, 팔다리에 힘이 없다고 하였습니다. 뒷목이 뻣뻣하고 어깨가 아파서 팔을 잘 못 올리고 소화불량과 불면증의 고통을 겪고 있으며 혈압도 높다고 하였습니다. 여러 곳에서 치료를 받았지만 치료할 때만 조금 완화되고 2~3일 지나면 또다시 아프다고 하였습니다.

흡선치유법은 다소 통증이 있다고 하였더니 통증을 참아 내겠다고 하였고, 1997년 10월 흡선치유법 1단계 적용을 시작하였습니다. 예상대로 흡선기를 흡착시키자 수포가 전부 솟아 나오는 것이었습니다. 1단계 1회 적용 후 그렇게 아프던 머리가 시원하다며 목을 움직여 보더니 부드럽고 통증이 없다고 하였습니다.

간경화는 사람의 얼굴 색깔이 거무스름하게 변하며 병기가 얼굴에 나타납니다. 홍 ○○ 님은 흡선치유법 1단계 7회의 적용으로 본래의 얼굴 색이 돌아왔으며 각종 불편한 증상이 사라졌다고 하였습니다.

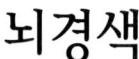

뇌경색

성명 : 김 ○○   성별/나이 : 여/73

  김 ○○ 님은 중풍, 뇌경색으로 고생하던 중 지인의 소개로 찾아왔습니다. 1997년 10월 흡선치유법 1단계를 적용하면서 머리카락을 깎고 뇌 부위에 흡선기 3호를 흡착시켰습니다. 그랬더니 노란 노폐물이 나왔고, 흡선치유법 적용 후 머리가 즉시 맑아진다고 했습니다.
  중풍, 치매, 고혈압, 저혈압, 언어장애 환자 등 뇌에 이상이 있는 환자는 반드시 머리를 깎고 뇌를 다스려야만 치료가 됩니다. 뇌를 다스리지 못하면 치료가 불가능합니다. 뇌경색이란 뇌 조직이 굳어 들어간다는 뜻으로, 병이 점점 진행되면 전신조직의 경색이 일어납니다. 뇌는 인체의 모든 조직을 지휘하는 지휘사령부이기 때문입니다. 뇌가 제대로 기능을 하기 위해서는 내장으로부터 에너지를 공급받아야 하지만, 뇌가 경색되면 모든 조직이 마비되는 것입니다. 김 ○○ 님은 흡선치유법 7회의 적용으로 뇌경색이 완치되었습니다. 환자 자신이 머리가 맑아졌고, 다른 불편함도 모두 사라졌다며 속치 효과에 놀라워했습니다.

환우들의 글

다음의 글들은 영진한의원 홈페이지(www.yj120.kr) 환우의 방에서 발췌했습니다.
생동감 있는 전달을 위하여 문법보다는 수기 원문에 충실하였습니다.
또한, 내용 중 흡각요법과 흡선치유법은 동일한 시술방법이니 혼동 없기를 바랍니다.

04

어깨통증

나의 치료 체험기

치료 1년 8개월

새로운 세상을 살게 되었다

부정맥이 치료되다

04 환우들의 글

어깨통증

글쓴이 : 김 ○○

2년 전부터 어깨가 아프고 손끝이 저린 증상이 있어 신경외과, 한의원 등 이 병원 저 병원을 전전했지만, 통증은 점점 심해져 좋아하는 운동도 하지 못하는 단계에까지 접어들었다. 움직임 없이 가만히 있어도 통증이 너무 심해 밤마다 아이들이 주물러주어도 통증으로 잠을 제대로 이루지 못했다.

그러던 중 영진한의원 원장님께서 흡선치유를 해보자는 제안을 하셨지만, 치료를 받으면서도 의심스럽고 믿음이 가지 않았다. 한두 번 치료를 진행했지만 통증은 그다지 나아지는 것 같지는 않았다. 세 번째 시술부터 수포가 생기고 수포에서 노폐물이 나오기 시작했다. 그러면서 통증도 조금씩 없어지고 저린 증상도 없어지기 시작했다. 통증이 너무 심해 고개 돌리는 것이 안 되었는데 목 근육도 부드러워지고 어깨근육도 풀리면서 통증이 완화되었다.

완전한 치유는 되지 않았지만 원장선생님께서 끝날 때까지 믿고 따라오면 꼭 나을 거라는 말을 하셨는데, 그 말처럼 완전히 치유되어 가족과 함께 좋아하는 배드민턴을 하는 날이 돌아왔으면 좋겠다.

내 안의 의사가 진짜 의사

나의 치료 체험기

글쓴이 : 김 ○○

저는 울산에 살고 있는 올해 55세 김 ○○이라고 합니다. 저와 같은 파킨슨병을 앓고 계시고, 치료 중이신 분들에게 저의 치료 경험이 참고가 되었으면 좋겠다는 생각에 글을 올립니다.

파킨슨병 증상이 제게 처음 나타났던 건 2008년 11월 말이었습니다. 손이 떨려서 남 앞에서 밥도 못 먹을 정도였고, 계속 머리가 아프고 몸 전체에 걸쳐 살들이 아파왔습니다. 그래서 울산에 있는 종합병원으로 갔고, 거기서 본태성 진전증이라고 하였습니다. 그리고는 보기에도 많아 보이는 양약을 처방해 주었습니다. 그러나 내게 그런 질병 자체도 생소했고, 내가 그런 병에 걸렸다는 것이 이해가 안가고 말도 안 된다는 생각에 약을 복용하지 않고 버렸습니다.

다른 병원에서 진료를 받아보고 싶었지만 예약을 해야 했고 오래 기다려야 했습니다. 그래서 다시 그 종합병원에서 CT와 MRI를 찍었고, 아무 이상이 없다고 했습니다.

마음의 안정은 되지만 내 병은 점점 더 심해지는 것 같았습니다. 그래서 서울 아○병원에를 갔고... 걸어봐라...손을 움직여봐라...하더니 파킨슨병으로 진단이 내려졌습니다.

환우들의 글 205

04 환우들의 글

    양약(시네메트씨알정 1/3회, 리큅피디정 2mg 1/1회)을 처방받아서 먹었고 울산에 돌아와서는 여기저기 침을 맞으러 다녔습니다. 약을 먹고 조금 좋아지는 것은 느꼈지만 약을 평생 먹어야 되고, 나중엔 약효도 안 나타난다고 하여 겁이 나서 인터넷 검색을 해보게 되었습니다.

    그러던 중 파킨슨병으로는 영진한의원이 유명하다고 하여 예약을 하고 방문하게 되었습니다. 그렇게 2009년 9월부터 영진한의원을 한 달에 1번씩 방문하여 한약을 처방받아 하루에 3번씩 복용했고 함께 시행하라는 5정요법도 꾸준히 따르며 실천했습니다. 하루에 3번 복용하던 양약도 서서히 줄여가다가 2010년 3월에는 완전히 끊고도 괜찮았습니다. 그러면서 머리 아픈 것도 덜하고, 손 떨림도 덜했으며, 조금씩 좋아지는 반응을 보이기 시작했습니다. 그래서 믿음이 생겨서 약 1년 3개월 정도 한약을 꾸준히 복용했습니다.

    더 이상 진행되지도 않았고 호전반응들이 나타났습니다. 그래서 한약도 3번 복용하던 것을 1번으로 줄였고, 흡각요법(등에 부항을 붙이는 것)도 같이 병행하라고 하는데 매번 순천에 와서 받을 수가 없어서 남편이 배워 와서 일주일에 2번씩 해주고 있습니다. 지금은 저도 치료 효과에 너무 만족하고 양약을 전혀 안 먹고 한약도 하루에 1번만 먹는데도 그 상태를 유지하고 있습니다.

    이제는 긴장 시나 화가 났을 때만 약간 떨리는 증상이 있는 상태고 거의 정상적인 생활을 하고 있습니다. 점차 한약 먹는 횟수도 줄고 약값도 줄고...

    쉽지 않은 방법이었지만 약 1년 3개월 정도 치료하다 보니까 현재의 상태가 계속 유지만 된다면 한 번 복용하고 있는 한약도 줄여서 치료 종결도 될 수 있다고 합니다. 남편의 관심과 정성도 있었고 지금은 절대 후회하지 않습니다. 여러분도 돈도 많이 들고 힘도 들겠지만 나을 수 있다는 신념을 가지고 꾸준히 치료하셨으면 좋겠습니다. 환자 혼자만의 문제가 아니라 가족들이 질병에 대해 관심을 가져주는 게 무엇보다 중요한 것 같습니다.

04 환우들의 글

치료 1년 8개월

글쓴이 : 이 ○○

생전 감기도 안 앓던 어머니가 수영장에서 넘어지신 이후에 병원에 가보니 파킨슨증후군이라고 하시더군요. 처음엔 몸이 구부정해지면서 걸으실 때 종종걸음을 치시다가 기력이 자꾸 떨어지시더라고요. 발병하기 전엔 키도 크고 살도 안 쪄서 멋쟁이라는 소리도 들으시던 분인데 점점 변해가는 외모에 기력이 자꾸 떨어지면서 점점 생명이 꺼져간다는 느낌이 들어서 정말 그때의 절망감은 이루 말로 표현을 못 할 정도였습니다.

처음엔 부산 ○○병원에서 진단을 받았고, 거기서 약을 타서 드실 때는 계속 본인이 통증을 느끼시고 병이 진행되어서 인터넷을 검색을 해보니까 전국에 파킨슨병 수술이 가능한 의사가 몇 명 있는데 그 중 부산에 이 ○○하고 김 ○○이라는 선생님이 잘한다고 해서 처음엔 이○○ 선생님한테 진료를 받았습니다.

이 병원은 한 달 전부터 날짜와 시간을 예약을 받아서 갈 때마다 이것저것 이야기도 길게 들어주고 하셨는데 약 바꾸고 난 뒤 많이 좋아지셨었죠.

그런데 이 ○○ 선생님이 ○○병원으로 옮기면서 따라갔는데 거기는 날짜만 예약 받고 시간을 예약을 안 하더군요. 왜냐하면, 사람이 오는 대로 받기 때문에 이건 뭐 길게 이것저것 들어줄 시간도 여유도 없는 것 같더군요. 몇 년을 의사선생님 따라 움직이다가 다시 ㅇㅇ병원에서 다른 병원으로 옮기면서 연락도 없고 전화도 안 받으셔서 부산 ㅇ병원으로 옮겼는데 지금은 ㅇ병원의 김 ㅇㅇ 선생님에게서 양약을 받고 있습니다.

어머니를 통해 생전 들어본 적도 없는 파킨슨증후군이라는 병을 알게 되면서 인터넷 검색을 통해서 알게 된 그 병은 말만 들어도 너무 무섭고 끔찍한 병이었습니다. 그런데 그 병에 대한 정보는 인터넷을 통해서일 뿐 정작 그 병에 대해서 제대로 진료를 하는 병원이 몇 군데 없었고 그 병의 위중함에 비해 파킨슨 전문병원이 별로 없었습니다. 여기저기 알아보다가 영진한의원이라는 병원을 알게 되었고 여기서 파킨슨병에 대한 책자를 보내주셨는데 모두 절망적인 이야기만 듣다가 한 가닥 희망이 보이는 거 같더군요.

2009년 7월쯤 여기를 알게 되어 예약을 잡고 11월쯤에 오게 된 거 같은데 그 중간에 병이 급격하게 진행되는 느낌이어서 마지막 희망이라고 생각하고 이 병원에 오게 되었는데 그 이후로 많이 좋아지셔서 가래도 많이 가라앉고 일단 통증이 사라졌습니다.

처음에 몇 달 동안은 급격히 좋아지셔서 양약을 좀 줄여보라는 의사선생님의 권유로 좀 줄였었는데 연세가 연세였던지 다시 몸이 안 좋아지셔서 다시 양약을 3차례 드시고 계십니다.

어머니가 그렇게 의지가 강하신 분이 아니시라 새활병원이 아니면 근력운동을 하시는 분이 아니시라 병은 천천히 진행되는 거 같은데 여기 오기 전보다는 훨씬 완만하게 진행되고 일단 어머니가 훨씬 편안해하시

04 환우들의 글

는 것은 확실합니다. 조금만 나이가 젊으셨더라면 조금 더 일찍 이 병원에 대해 알았더라면 하는 생각을 많이 했습니다.

  몇 년동안 여기저기 알아보고 다니면서도 자식들이 다 자기 살기 바빠 병이 좀 악화된다 싶으면 부랴부랴 알아보고 병원 찾아 다니고 몇 년 하다보니까 이제야… 어머니가 발병한 60대 후반일 때 영진한의원에 다니면서 지금처럼 재활병원도 다니고 했더라면… 그때 종종걸음치던 상황에서 그랬더라면 거기서 훨씬 호전될 수도 있었을 텐데 하는 생각을 합니다.

▶ 위 글에 언급되지 않았지만 이 환우도 1주 1~2회씩 흡선치유법을 시행하고 있는데, 여러 질병으로 인하여 10분 이상 엎드려 있지 못하므로 주로 앉아서 시행하고 있습니다.

새로운 세상을 살게 되었다

글쓴이 : 이 ○○

　2011년 5월 19일 아침, 늘 걱정하고 다리가 아파서 고민하고 살고 있었다. 그런데 미○○가 영진한의원에 근무하고 있다고 해서 나도 가봐야지 했더니 돈이 많이 든다고 했다. 그래도 가야지 생각하고 19일 아침 9시에 영진한의원에 찾아갔다.

　그때부터 치료를 시작했다. 19일 치료하고 두 번째 치료하고 네 번째 치료하고 다섯 번째 치료로 가면 갈수록 몸에 부기도 빠지고 몸이 가벼워지고 있다. 지금까지 열 번 치료했다. 그런데 두 다리가 좋아졌다. 이전에는 왼쪽 다리 정맥부분, 오른쪽 다리 무릎이 아팠다.

　평생동안 붓고 또 붓는 생활을 하고 살았다. 그런데 영진한의원을 만나 내가 새로운 세상을 살게 되었다.

　참 영진한의원에게 감사드려요.

04 환우들의 글

부정맥이 치료되다

글쓴이 : 박 ○○

　형수 되시는 이 ○○ 씨가 다리가 불편하셨는데 영진한의원에서 치료가 됐다고 해서, 그리고 영진한의원에 근무하는 미 ○○ 씨와 그의 남편이(아주 가깝게 지내는 사람입니다.) 좋다고 얘기를 같이해서... 그리고 또 오게 된 동기는 3, 4년 전에 약 2미터 이상 높은 곳에서 감나무를 설 직전에 자르다가 떨어졌는데 그때 후유증이 가끔 나타나고 특히 몸이 무겁고 기억력이 감퇴하며 앉기도 힘들고 앉았다 일어나기도 힘들고 그래서 영진한의원에 오게 됐고 흡선치유를 받게 됐습니다.

　2011년 7월 7일부터 일주일에 두 번씩 흡선치유를 받았습니다. 4회부터 10회 정도 됐을 때 가장 많이 피멍 같은 것이 많이 나오고 놀랄 정도로 많이 나와서 당황도 했고, 엄청나게 큰 기대와 희망이 있어서 다니게 됐는데 앉았다 일어나는 것... 바닥에 앉는 것... 그런 게 많이 수월해지고 자다가 쥐가 나서 힘들어서... 걸어 다녀보고 뜀도 떠보고 했는데 그때뿐이었습니다.

　이 흡선치료를 15회 이상 받고 나서부터는 다리에 쥐내리는 횟수가 줄어들고 심한 고통이 많이 줄어들었습니다. 17회 했을 때부터 쥐내리는 것은 거의 없어졌습니다. 그리고 그때 17회차 치료받으러 왔을 때 원장님께서 맥을 짚어보시고 처음에는 부정맥이 있었는데 지금은 부정맥이 완전히 없어졌다고 말씀하셨습니다.

  정신력이나 기억력이 좋아졌고, 머리가 무겁던 것이 가벼워졌고… 농장이 있어서 애초기로 풀베는 작업 같은 걸 많이 하는데 치료를 받기 전이나 치료를 받는 초기에는 많이 힘들었는데 17회를 하고 나서부터는 일이 잘되고 힘도 덜 들고 일을 더 많이 했는데도 지치지 않고 기분이 좋았습니다.

  오늘 오전에 풀을 베는 데도 다른 때보다 배 정도 일을 더 했는데도 지치지 않았습니다.

  마지막으로 느끼는 것이 지금까지 70년 동안 살면서 병원에도 다녀보고 약국에도 다녀보고 했지만, 영진한의원의 원장님이나 간호사님들이 가장 친절하고 가족처럼 따뜻하게 살펴주고 해서 오래도록 기억에 남을 것 같습니다. 대단히 감사하게 생각합니다.

부 록

05

흡선치유법 FAQ

저자의 흡선치유법 시행 일지

영문요약(English abstract)

일문요약(日文要約)

참고문헌

독소 및 질환별 사진

흡선치유법 FAQ

1. 흡선치유법이란 무엇인가요?

모든 질병의 원인인 독소(ama, xenobiotic, 毒素)를, 특수하게 고안된 흡선기를 사용하여 한선(땀샘)을 통하여 배출시킴으로써 질병에서 자유롭게 하는 치유법입니다.

흡선치유법은 인체 내 200만 개 이상 존재하는 한선의 노폐물 분비기능을 활성화시켜 잉여 영양분이나 체내 독소를 제거하여 음양의 균형을 잡아줌으로써 스스로 건강을 유지하게 하는 자연요법입니다.

2. 어떠한 질병에 효과적인가요?

각종 암, 당뇨병, 협심증, 고혈압, 파킨슨병, 디스크, 각종 종양, 간경화, 난치성 피부질환, 알레르기, 퇴행성 관절염, 통풍을 포함한 대다수 질병에 효과적입니다.

3. 시술 시 나오는 수포는 부작용이 아닌가요?

수포반응은 흡선치유법의 가장 특징적인 반응입니다.

피부 표면에 일정한 음압이 작용하면 표피 상의 분압차에 의하여 수포액이 투명층까지 나타나는 현상입니다. 수포반응은 어느 부위에서나 나타나는 것이 아니고 질환과 연관된 부위에서만 나타납니다. 대다수 한의사들은 수포반응이 정상반응임에도 부작용으로 오인하여 치유의 한 축으로 응용하지 못하고 있었습니다.

이 반응은 흡선기 내부압력을 600mmHg 정도로 5분 이상 시행 시 문제 있는 부위에서 나타나게 됩니다. 여기에서 수포의 생성 자체보다 수포의 역할에 더 큰 의의가 있습니다. 수포는 체내 깊숙이 숨어 있는 어혈 덩어리가 나올 수 있는 통로 역할을 합니다. 그러므로 크기의 대소는 사실상 큰 의미가 없습니다. 오히려 수포가 콩알 크기 이상으로 커지면 쓰라림이라는 또 다른 통증을 유발할 뿐입니다.

2000년 의학사에서 흡선치유법의 기념비적 의미는 바로 다수의 흡선기 부착과 이를 장시간 유지하여 시행하였다는 것 그리고 이러한 결과 분출되는 수포가 노폐물 통로 역할을 할 수 있도록 관리하였다는 것입니다.

수포는 콩알 크기 이상 커지지 않게 관리해야 합니다. 이 부분을 관리하지 못하면 염증반응이 일어날 수 있습니다. 또한, 환우의 손톱은 퇴화하여 색깔이 변색된 부분까지 가장 짧게 깎아주어야 합니다. 소양감으로 인한 긁적임으로 부정적인 반응이 일어나기 때문입니다.

4. 언제까지 계속해야 하나요?

단 하나의 수포나 노폐물이 나오지 않을 때까지 해야 합니다. 왜냐하면, 인체는 모두가 연결되어 있는 유기체이므로 몸 전체가 완전하게 맑

05 부록 흡선치유법 FAQ

아지지 않으면 또 다른 부위에서 질병이 발생하기 때문입니다.

질병이란 혼탁해진 전신 중 가장 약한 부위부터 암, 종양, 염증, 기능 저하의 형태로 나타나는 것입니다.

5. 가려움증이 나타나는 원인은 무엇인가요?

노폐물이 몸의 깊숙한 부분인 조직, 기관, 골수에 박혀 있으면 이를 잘 감지하지 못합니다. 그러나 흡선치유법에 의하여 피부층까지 올라오게 되면 민감한 피부에서는 이를 이물질로 인식하고 배출하려는 신호를 보내게 되므로 가려움증을 느끼게 됩니다.

그러므로 한선을 열어 주도록 따뜻한 물로 샤워, 적외선 조사, 반신욕을 하면 노폐물이 배출되어 가려움증이 사라지게 됩니다. 항히스타민제의 복용이나 도포, 연고 등은 절대 금해야 합니다.

6. 수포로 인한 감염 문제는 없나요?

염증반응은 미생물이 생존할 수 있어야 합니다. 그러나 흡선치유법을 통하여 배출되는 노폐물은 이런 미생물이 서식할 수 없는 오염물질이므로 감염이 일어나지 않습니다.

다만 가려움증 해소를 위해 손톱으로 긁어 염증이 생기기도 하지만 그 부위만 부분적으로 흡선기를 부착하면 다시 원상으로 회복됩니다.

지금까지 수천 명의 환우에게서 염증반응은 전혀 없었습니다.

7. 부작용이나 명현반응은 없나요?

명현반응은 치유하려는 기운과 이전에 있었거나 현재 있는 질병과의 상호작용에 의하여 발생합니다. 과거나 현재의 질병이 위중할수록 그 반응은 크고 길게 나타납니다.

예를 들면 과거에 교통사고로 목과 머리를 다친 적이 있다고 하면 보통 큰 근육과 뼈 등의 이상은 발견되어 치료가 이루어지지만, 작은 신경과 근육, 인대 손상, 이로 인한 다량의 어혈 등은 방치된 상태입니다. 또한, 손상된 곳이 완전히 치유된 것이 아니라 불완전하게 유합되면서 여기에 어혈의 흔적이 남습니다.

이런 상태에서 흡선치유법이 적용되면 정상조직에 붙어 있던 잠재된 어혈 덩어리들이 한선을 통하여 쏟아져 나오게 됩니다. 정상조직에 단단히 붙어 있던 어혈들이 나오게 되므로 분리과정 중에 통증이 나타납니다.

또 다른 기전은 치유하려는 기운과 이전에 있었거나 현재 있는 질병의 상호작용이 강도가 지나치게 커서 현재 환우의 체력을 상회할 때 나타납니다. 마치 평소 등산을 하지 않아 근지구력과 심폐기능이 약한 사람이 무리하면 그다음 며칠간 몸살을 앓는 것과 같습니다.

그래서 삼경(三經)의 하나인 『서경(書經)』에서도 "若藥 不瞑眩 厥疾不癒.(만약 약이 명현반응이 없으면 그 병이 낫지 않는다!)"라고 언급하고 있습니다. 그러나 이를 지나가게 되면 다시 회복되면서 치유가 일어나는 것과 같은 이치입니다.

이와 같이 명현반응은 일종의 치유반응이므로 환우의 기력상태와 심리상태, 질환상태를 관찰하면서 음압의 강도, 지속시간, 휴지기간을 적

05 부록 흡선치유법 FAQ

절히 고려해야 합니다. 다만, 정상반응이므로 상황에 맞게 조절하되 시술이 중단되어서는 안 됩니다.

8. 흡선치유법의 한의학적인 근원은 어디에서 찾을 수 있습니까?

흡선치유법의 기원은 부항요법으로부터 시작됩니다.

부항요법은 발관법(發罐法), 흡통요법(吸筒療法), 흡각법(吸角法), 흡옥법(吸玉法)이라고도 명명하는데, 열 또는 음압장치를 이용하여 음압을 발생시키는 원리로, 가스(gas)를 교환시킴으로써 체내에 정체된 담과 변조된 혈액을 물리적으로 제거하는 방법입니다.

부항요법의 기원은 원시시대부터 시작되었습니다. 동물의 뿔을 부항으로 사용하여 문제부위에 부착을 시도하였는데 이를 배흡술(杯吸術)이라고 하였습니다.

한의학의 최고 경전인 『황제내경(黃帝內經)』에는 경혈자리나 통처에 자침(刺針)을 한 후 부항을 부착하는 자락법의 형태로 기술되어 있으며, 당대(唐代)의 『외대비요(外臺秘要)』, 청대(靑代)의 『본초강목습유(本草綱目拾遺)』에는 질병 치료에 상용되었음을 알 수 있습니다. 또한, 서양에서도 기원전 3, 4세기 히포크라테스시대부터 그리스 의사들이 부항을 사용하였으며, 나폴레옹은 위통(胃痛)에 부항요법을 애용하였고, 이슬람의 모하메드 역시 통증 완화 목적으로 부항을 사용하였습니다.

중세에는 민간의 신경통이나 위통(胃痛)에 진통을 목적으로 사용하였습니다. 이를 기반으로 영국의 커핑테라피(cupping therapy), 독일의 슈레프코프(schröpfkopf), 프랑스의 방뚜즈(vetouse), 러시아의 반카 등으로 발전하였습니다.

간략한 역사적 사료를 통해 보더라도 부항요법이 질병 치료에 상당히 효과적이었으며 꾸준히 사용되고 발전되어 왔음을 알 수 있습니다.

중국의 히포크라테스라고 불리는 장기(張機, 일명 張仲景)는 후한의 명의입니다. 그 일족 200여 명 중 2/3가 사망하였는데 그의 사망원인이 대부분 상한(傷寒)이었습니다. 그의 저서 『상한론(傷寒論)』은 이를 치료하는 실제 경험을 바탕으로 연구된 것으로 한법(汗法)을 이용하고 있습니다.

중국의 금원시대(金元時代) 4대 명의(名醫) 중 한 사람인 장자화(張子和)는 체내의 독소를 질병을 일으키는 근본 원인으로 보았습니다. 그 독소를 제거하는 방법으로 한(汗), 토(吐), 하(下)의 세 가지 방법을 제시하였는데, 한법(汗法)이란 땀을 내서 병사를 한선을 통하여 밖으로 배출하는 것이요, 도법(吐法)은 구토를 통하여 유해한 물질을 배출시킴으로써 위급한 병세를 치료하게 하는 방법이며, 하법(下法)이란 대변을 원활하게 하는 방법입니다. 이 세 방법으로 사기(邪氣, 독소)가 제거되면 쾌유된다는 것이 장자화 이론의 핵심으로, 이를 바탕으로 공하파(攻下派)의 한 줄기를 형성하게 됩니다.

그의 저서인 『유문사친(儒門事親)』에서도 "夫病之一物 非人身素有之也 或自外而入 或由內而生 階邪氣也." 하여 모든 병은 사람에게 맞지 않는 사악한 기운에 의해 생기니, 이는 바깥에서 들어오거나 몸 안에서 만들어지는데 이 모두를 사기 즉, 독소라고 하였습니다.

모든 병의 근원을 독소라고 파악한 장자화는 병의 성질과 위치를 분석하여 땀, 구토, 배설의 세 가지 방법을 취하여 질병에 따라 배독 통로를 달리하였습니다. 특히 한(汗)을 이용한 이론은 『황제내경』 이법방의

05 부록 흡선치유법 FAQ

론편(異法方宜論)의 한반도 부항 시원(始原)과 더불어 흡선치유법의 태동에 영향을 주게 됩니다. 이러한 한법(汗法)과 부항요법의 결합이 현재의 흡선치유법입니다.

9. 흡선치유법 시행 시 나오는 노폐물은 무엇인가요?

현대 생리학적으로 노폐물의 분출을 어떤 기전으로 설명할 수 있을까요? 약물의 투여경로 중 피부투여가 있습니다.

경피 흡수 경로는 땀샘, 모낭(hair follicles), 피지선 및 피부의 다른 구조를 통하여 피부 직하에 있는 모세혈관으로 인입되고 정·동맥을 통하여 전신순환에 들어갑니다. 이러한 원리에 입각한 형태가 연고제나 첩포제(patch)입니다. 반대로 체내 노폐물은 오장육부를 포함한 전신에 존재할 수 있고, 거기에는 정·동맥이 있습니다. 모든 정·동맥은 모세혈관으로 연결되며 모세혈관 주위에는 한선을 포함한 피부가 있습니다. 즉, 노폐물은 배출하도록 일정한 조건만 만들어 준다면 체내의 모든 노폐물은 피부 밖으로 나올 수 있다는 의미입니다. 들어가는 길이 있다면 나오는 길도 있기 마련인 것입니다.

파리종합병원 대표 의사인 프레데릭 살드만은 한선을 통하여 나오는 물질의 생체분석을 위하여 특수 패치를 이용합니다. 이 특수 패치는 실험실에서 정확한 생체분석을 할 수 있도록 흡수막이 포함된 구조로 설계되어 가스(gas)를 포함한 모든 물질을 모집하게 고안되었습니다.

한선에서 모집된 성분들을 분석한 결과 놀랍게도 인체 구성성분과는 전혀 동떨어진 이물질이었으며 이를 생체이물(xenobiotic)이라고 하였습니다. 그 성분들은 각종 암을 일으키는 발암물질, 성인병 유발물질 등이 대부분이었습니다. 한선의 배설기능과 우리 몸의 독소를 증명한 실험입니다.

우리가 특정 음식을 섭취하고 특정 약을 복용하거나 특정한 질병에 이환되면 독특한 냄새를 발산하게 됩니다. 또한, 과음하는 사람이 그렇지 않은 사람에 비해 더 독한 냄새를 풍기게 됩니다. 한선을 통해 독소가 분비되기 때문에 이런 현상이 나타납니다. 현재의 진단방법(MRI, CT 스캐너)이 개발되기 전 의사들은 후각을 이용하여 환자를 진료해왔습니다.

트리코모나스 질염 환우에게서는 회반죽 냄새가 나고 칸디다 질염 환우에게서는 시큼한 냄새가 나며 가드네렐라 질염 환우에게서는 생선 비린내가 납니다. 브루셀라병 환우에게서는 볏짚 냄새가 나고 신부전증 환우에게서는 암모니아 냄새가 납니다. 이 모두 한선을 통한 독소 배출에 의한 현상입니다.

땀에 포함된 독소를 밝히는 연구로 특수 패치의 개발을 주목할 수 있습니다. 이 패치에는 한선에서 분출되는 성분을 흡수하는 흡수막이 있어서 매우 정확한 성체분석이 가능합니다.

독소에 노출된 사람들을 분석한 결과 생체이물이 다소 검출되었습니다. 생체이물은 인체에는 없는 물질로 독소를 의미합니다. 한선을 통해 체내 독소를 배출함으로써 항상성을 유지하려는 인간의 자연적인 생리기능인 것입니다. 그러나 깊숙이 박힌, 다량의 독소까지 배출시키지 못하기 때문에 질병이라는 단어가 존재하는 것입니다.

흡선치유법은 이러한 한선의 배설기능을 최대화합니다.

한선은 피하지방층에 위치하고 있어 피지선보다 더 깊숙한 곳에 있으

05 부록 흡선치유법 FAQ

며 끊임없이 땀을 분비하면서 체내의 노폐물을 배출하게 되어 있습니다. 일반적으로 분비되는 땀은 무색투명하며 산도는 3.8~5.6pH의 약산성이고 99%의 물과 요소, 요산, 유산, 크레아틴, 아미노산 등으로 이루어져 있습니다.

만약 흡선치유법 시행 시 나오는 물질이 정상적인 물질이라면 수십 회 시행되는 동안 나오는 체액의 손실로 인하여 위험상황이 발생하였을 것입니다. 그러나 현재까지 그러한 보고는 없습니다.

또한, 수십 회가 지나면 아무런 노폐물이 나오지 않게 됩니다. 만약 인체의 정상적인 물질이 나온다면 치료 종료와 관계없이 계속 무엇인가가 나와야 할 것입니다.

이러한 점이 자연치유의 원리입니다. 더 이상 나올 노폐물이 없다면 우리 인체는 스스로 땀구멍을 닫아 버리기 때문에 아무런 수포나 노폐물이 나오지 않은 것입니다. 따라서 이러한 물질은 인체에 전혀 필요 없는, 유해한 독소라고 확정할 수 있는 것입니다.

10. 흡선치유법 시행 도중 일시적 간수치 상승이 있을 수 있는지요?

독소가 제거되는 과정에는 기본적인 메커니즘이 있습니다.

메커니즘 1
흡선치유법에 의한 제독과정의 시행입니다. 이 과정에 의해 박혀 있었던 독소는 조직세포에서 유리되어 대변이나 한선, 모공, 구토 과정을 통하여 외부로 배출되기 시작합니다.

메커니즘 2

메커니즘 1에 의하여 모든 독소가 외부로 배출되는 것은 아닙니다. 일부는 혈행을 순환하다가 간의 효소작용에 의하여 수용성 분자로 변형되고 다시 혈행을 따라 이동한 다음 신장에서 걸러져 소변으로 배출됩니다. 그런데 만약 평소 시행자의 간 기능이 약화된 상태이거나 일시적으로 너무 많은 독소가 간으로 유입되면 해독기능에 의한 분해가 원활하지 않아 간수치가 상승합니다. 그러나 흡선치유법으로 간을 포함한 전체적인 기능이 향상되므로 정상으로 회귀하게 됩니다. 다만 간수치가 상승할 경우 간의 원활한 기능을 위하여 탕약, 항산화제, 무기질, 비타민, 에너지의 공급이 필요하게 됩니다.

11. 시술 중 생기는 흔적은 언제 없어지나요?

우리가 원하지 않게 생긴 수술 받은 흔적, 화상 입은 흔적, 외상 흔적 등은 오래갑니다. 그러나 질병이 치유되기 위하여 내 몸 스스로 낸 상처의 흔적은 말끔히 사라집니다. 오히려 나중에는 이전보다 훨씬 피부가 탄력 있고 윤기가 흐릅니다. 피부는 오장육부의 상태인 내부를 반영하기 때문입니다.

일반적으로 속치법이 마무리되고 나면 아주 빠른 속도로 모든 흔적이 사라지게 되며 단 하나의 흔적도 남지 않게 되려면 6~12개월이 소요됩니다.

05 부록 흡선치유법 FAQ

12. 속치법 1단계 흔간부위 시술은 언제 시작하는 것이 좋습니까?

아무런 수포나 노폐물이 나오지 않으면 다시 한 번 시행해보고 그래도 나오지 않으면 1주일 휴식한 후 시행하면 됩니다.

13. 여성이 체간 전면부의 속치법 2단계 시술을 시행해야 하는지요?

체간 후면부를 시술하는 1단계에서 80~90%의 질병이 치유됩니다. 만약 1단계 시술로 거의 모든 질병이 치유되었다면 선택사항입니다. 그러나 완전치유되지 않았다면 전면부를 통하여 여분의 노폐물을 뽑아내 주어야 합니다. 특히 암, 파킨슨병, 희귀난치병의 경우는 2단계 시술까지 고려하여야 합니다.

14. 시술 시작과 더불어 모든 화학약을 중단해야 하나요?

원칙적으로 화학약은 인체에는 이물질입니다. 결국 독소로 작용하여 자연치유력을 저하시키게 됩니다. 그러므로 화학약의 중단은 당연합니다. 다만 생명활동에 필수적인 약물들은 금단증상이 심하므로 점진적인 감량이 검토되어야 합니다.

15. 속치법 대신 저치법을 시행하면 덜 힘들다고 하는데 저치법부터 시행하면 효과가 떨어지나요?

저치법은 체간 전·후면부를 5일 간격으로 번갈아 시행하되 수포가 나오기 시작하면 바로 흡선기를 제거하여 수포 생성으로 인한 불편함을 줄여주는 방법입니다. 노폐물이 직접 수포에 의해 형성된 통로로 나오는 것이 아니라 신장으로 배출되기 때문에 효과면에서 조금 떨어질 수 있습니다.

체력이 약한 허약자, 노약자에게 적합하며 속치법으로 치유된 분들이 1년에 한 번씩 시행하여 치유 상태를 유지하는 데에도 상용됩니다.

16. 흡선치유법의 금기사항은 무엇인가요?

인간은 신이 아니므로 모든 것은 불완전합니다. 치료법도 마찬가지입니다. 완전한 치료법은 없습니다. 만약 이 세상에 완전한 치료법이 존재한다면 우리 지구는 인구 과잉과 이로 인한 오염으로 곧 멸망할 것입니다. 단지, 인간이 자연이고 우주이므로 자연이 가지고 있는 복원력인 치유력을 찾고 받아들이는 것이 최선입니다.

흡선치유법은 혼탁해진 몸을 정화시켜 각종 성인병, 만성병, 난치병을 치유할 수 있는 효과적인 방법임은 틀림없습니다. 그렇다고 다른 모든 방법을 버리고 기존의 의학체계를 배척함은 옳지 않습니다. 각각의 장점을 인정하고 이를 수용하는 자세가 바람직합니다.

현대의학은 과학을 수용함으로써 발전하였습니다. 그러나 과학으로 설명이 불가능한 부분은 치료적으로 접근하기 어렵게 되었습니다. 전염

05 부록 흡선치유법 FAQ

성 질환, 외과적 질환, 응급질환에는 현대의학이 인류에 많은 공헌을 하고 있습니다. 그런데도 질환의 빈도수, 가짓수는 증가 일로에 있으며 특히 성인병과 희귀난치성 질환은 통계할 수 없을 정도로 증가하고 있습니다.

서양의학적 치료로 완치되는 질환이 있다면 이를 받아들이는 것이 현명합니다. 그러나 현재 7,000여 종의 질환 중 서양의학으로 완치하기 어려운 질환은 증상 완화를 목표로 하고 있습니다. 그 이유는 질병 원인에 대한 통찰부족으로 접근방법이 잘못되었기 때문입니다.

흡선치유법은 심신의 과로에 의한 혈의 오탁을 모든 질병의 원인으로 보고 접근하기 때문에 각종 난치병, 성인병에 우수한 효과를 발휘합니다. 그러나 서두에 언급하였듯이 완전한 의학이란 없습니다. 치료 가능의 절대 한계를 넘는 경우에는 낫지 않고 순리대로 진행될 것입니다.

흡선치유법을 적용하는 데 신중함이 요구되거나 적용하지 말아야 하는 금기증이 있습니다. 허준 선생님의 명저인 『동의보감』에도 원인, 증상, 분류 등을 한 후 불치증이나 금기사항을 명시하고 있습니다. 1969년 저술된 메구로 아키노부의 『흡각요법』에 따르면 크게 네 분류의 금기사항을 논하고 있습니다.

첫째는 급성적 열상이 있을 경우나 표재기관에 염증이 있을 경우입니다.
흡선치유법은 피부 표면에 음압이 작동되어야 하므로 일정 크기 이상의 상처가 있으면 시술하지 말아야 합니다. 또한, 내부 장기에 궤양이나 화농이 있는 경우에도 강한 음압이 작용되면 내출혈을 일으킬 수 있으므로 주의해야 합니다.

둘째는 심장에 기질적 장애가 있는 질환으로 심장판막염, 심근경색, 판막증 등이 있는 경우입니다.

흡선치유법의 음압에 의해 근육조직 내 피하에 일혈이 일거나 전신 혈관 내 총혈류량이 일시적으로 줄어들어 심부전을 일으킬 수 있기 때문입니다. 비슷한 이유로 정맥혈전, 동맥류, 심한 동맥경화증은 주의를 요합니다.

셋째는 전신성 빈혈이 있거나 기혈이 모두 허약한 경우입니다.
흡선치유법은 피하 일혈로 말초혈류의 순환상태를 급격하게 변화시키는데, 적혈구 감소나 헤모글로빈양 감소는 이러한 변화에 바로 적응하지 못하므로 오히려 증상을 악화시킬 수 있습니다.

넷째는 급성 전염병, 전염성 성병 등의 전염성 질환입니다.
시술사와 환우 상호 간의 접촉으로 오히려 질환을 전파할 수 있으므로 주의를 요합니다.

전국한의과대학 『침구학』 교재에 따르면 고열, 경련 시, 피부의 과민 부위, 피부의 파열부위, 근육이 마르고 쇠약해진 부위, 골격이 함요된 부위, 모발이 많은 부위는 상용할 수 없으며 임신부의 요천부와 복부에는 신중을 기해야 한다고 기재되어 있습니다.

이중 모발이 많은 부위는 모발로 인한 틈으로 음압작용이 잘되지 않기 때문으로 판단되며 금기부위라고 보기는 너무 포괄적이라는 생각이 듭니다. 근육이 마르고 쇠약해진 부위는 피부의 탄력이 현저하게 저하된 경우를 포함합니다. 만성 질환 후 기혈이 극도로 허약해진 환우의 피부는 탄력이 없으므로 음압작용 자체도 잘되지 않으며 통증 유발, 피로

05 부록 흡선치유법 FAQ

감, 쇠약감 등의 부작용이 우려되므로 시술에 주의해야 합니다.

그 외에 배꼽 부위, 유두 부위, 얼굴 중 눈 부위, 피부가 접히는 부위는 피함이 마땅합니다. 특히 겨드랑이나 사타구니, 팔다리의 오금 부위는 수포반응 후 잦은 마찰로 표피층의 만성 염증이 유발될 수 있으므로 주의해야 합니다.

금기사항을 정리하면 다음과 같습니다.

- 피부의 열상, 내부 장기 궤양 시
- 심장의 기질적 장애 시
- 전신성 빈혈, 극도의 허약 시
- 급성 전염병, 전염성 성병
- 피부 탄력이 저하된 부위
- 피부가 접히는 부위, 눈 부위
- 고열 경련 시
- 임신부의 복부, 요천추 부위

저자의 흡선치유법 시행 일지

흡선치유법을 접하게 된 것은 절대 우연이 아니었다고 생각합니다.

1993년 한의과대학 본과 3학년 재학 중일 때였습니다. 약사의 한약조제 저지를 위한 집회를 하면서 기금 마련을 위해 여러 지역의 한의원을 방문하던 중 우연히 제천을 방문하게 되었습니다. 제천 시내의 모든 한의원을 방문하여 이 이슈가 얼마나 중요한지를 알리고 팸플렛, 포스터 인쇄에 필요한 경비를 지원받기 위한 활동을 하였습니다. 어떤 한의사 선배님은 아주 따뜻하게 맞아주시면서 격려를 아끼지 않는 반면, 어떤 한의사 선배님은 아주 귀찮은 듯이 박대하였습니다. 주로 박대하는 사람은 연세가 있으신 분들이 대부분이었는데, 지금 돌이켜 생각해 보면 사회경제적으로 기반을 잡은 후여서 이 이슈가 개인에게는 그다지 중요하게 받아들여지지 않아서 그랬던 것 같습니다.

그러나 대동한의원의 유경철 선배님은 달랐습니다. 따뜻한 격려의 말씀과 더불어 우리 한의사들이 해야 할 일을 자네들이 한다며 당일 저녁 한의사 모임에까지 초대하여 지원책을 마련해 주었습니다. 그 후 이런 인연으로 유 선배님을 자주 찾게 되었는데, 오무라 박사의 오링테스트(O-ring test)를 처음 소개받게 되었습니다. 그러나 시국적 상황과 학생 신분이었던 관계로 이를 실제 사용해보지는 못했습니다.

그 후 1995년 개원 후 외삼촌으로부터 이를 더 발전시킨 체질검사기법을 전수받게 되었습니다. 여기에 데이비드 호킨스 박사의 운동역학을 접목시켜 PCDT(체질질병검사)를 창안하여, 이때부터 본격적인 난치병

05 부록 저자의 흡선치유법 시행 일지

치료를 시작하게 되었습니다.

그런데 아무리 완벽한 한약을 처방한다 하더라도 생활습관이 잘못되면 치료에 한계를 느끼게 됩니다. 왜냐하면, 질병 발생의 원인이 심신(心身)의 과불급(過不及)이기 때문입니다. 그래서 바른 식사인 정식요법, 바른 한약복용인 정체요법, 바른 식이요법인 정음요법, 맑은 마음을 위한 정심요법, 그리고 환우의 질환에 따라 적합한 부위를 스스로 지압하는 정혈요법을 다시 창안하게 되었습니다.

그런데 정식, 정체, 정심, 정음요법은 정립되어 있지만, 정혈요법에 대한 견해는 어쩐지 불완전한 상태였습니다. 그래서 『파킨슨병의 한방치료』라는 저서에도 단지 '환부와 배수혈 위주의 지압요법'이라고만 기술한 채 자세한 부연설명을 하지 못하였습니다. 다만 파킨슨병 환자에게 족삼리, 양릉천 혈의 지압은 도파민의 농도상승을 유도하는 유효한 효과가 보고되었기에 이를 기술한 것입니다. 하지만 이 부분의 부족함을 느끼고 해결방안을 찾던 중이었습니다.

또 하나의 계기는 2005년 전후로 갑자기 나타난 계피 알레르기 문제였습니다. 마라톤을 시작하면서 청량음료, 빵, 우유를 다식한 것이 원인으로 생각되지만, 한의사가 한약을 먹지 못한다는 것 자체가 저자에게는 크나큰 문제였습니다.

처음에는 계피가 문제인지 모르고 복용했던 처방약 중 알레르기 반응이 일어났던 공통분모를 찾아보니 그 문제 약물이 계피임을 알게 되었습니다. 그러나 다른 한약성분 때문에 일어날 반응이 염려스러워 한약복용은 사실상 어려웠습니다.

급성, 전신성이어서 온몸에 알레르기가 일어나고 급기야 기도가 부어올라 응급실로 실려가 산소호흡기를 부착한 적이 한두 번이 아니었습니다.

　5정요법 중 정혈요법의 미완성 부분과 계피 알레르기의 해결책을 찾던 중 김석봉 님이 저술한 『향토명의』에서 흡각요법을 처음 접하게 되었습니다. 근처 서점에 바로 가서 관련 서적을 알아보니 창시자님의 책은 보이지 않고 이현기 님의 『흡각요법강론』이 있어 바로 구매를 하고 단숨에 읽어보게 되었습니다. 그런데 그 효과적인 면보다는 질병을 바라보는 관점이 저자가 평소 생각했던 것과 너무 일치하는 것이었습니다.

　저자 역시 질병의 원인은 심신의 과로로 인한 혈액의 혼탁이라고 생각하며 이에 주안점을 맞추었기 때문입니다. 즉, 보이는 증상만 치료하다 보면 가벼운 질환은 낫게 되지만, 난치성 질환은 그 원인을 제거해 주어야 하기 때문입니다.

　평소 민족의학자이신 기준성 선생님, 장두석 선생님, 일본의 모리시타 게이이치 님, 니와 유키에 님, 곤도 마코토 님, 『자연치유』의 저자이 앤드류 와일 님 등의 이론인 치료보다는 치유가 더 훌륭한 방법임을 늦게나마 깨우치고 있어서 흡선치유법에 가까이 다가갈 수 있었던 것 같습니다.

　『흡각요법강론』을 다 읽은 후 부산에 계시는 이현기 님과 바로 통화를 하게 되었습니다. 여러 가지 상황상 많은 부분을 물어보시더니 2010년 8월 중순의 어느 일요일로 약속 일정을 잡았습니다. 그리고 교육을 받게 되었습니다.

　그때 다른 두 팀이 있었는데 한 부부와 기존에 교육을 받고 시행 중이던 선생님 한 분, 이렇게 다섯 명이었습니다.

　교육 후 누가 시술을 받아보겠느냐고 하시는데 모두 머뭇거리는 것이었습니다. 저자는 평소 부항요법을 항상 사용하였기에 사용법보다는 직

05 부록 저자의 흡선치유법 시행 일지

접 시술 경험을 해보는 것이 주목적이었으므로 망설임 없이 시술 대상이 되었습니다. 교육 후 이를 가족이 시행해야 하므로 아내가 교육받은 대로 저자에게 흡선치유법 1단계를 시술하게 되었습니다.

등 부위에 흡선기를 부착한 지 약 15분 정도 지나자 등 부위에 극심한 가려움증과 심한 열기가 나타나기 시작하였습니다. 통상 전신 알레르기는 이런 열감부터 나타나므로 사뭇 걱정되고 당황스러웠습니다. 그러나 이미 시작된 것, 평소 아무리 새로운 것이라도 옳다는 신념이 있으면 해보는 성격이므로 몸을 믿고 맡겼습니다. 약 27분 정도가 지나자 여기저기에서 수포반응이 나타나기 시작하였습니다.

이현기 님은 그때 "나 같이 몸이 좋지 않았던 사람도 30분이 지나서 나타났는데······."라며 걱정을 하였습니다. 그 시간이 상당히 길게 느껴졌습니다. 시간은 흘러 50분이 다 지나가고 수십 군데에서 수포가 나타나 이를 모두 터뜨리고 주변 정리를 한 후 좌담을 하게 되었습니다.

시술을 지켜보던 한 부부는 시술이 끝나고 나서야 본인이 말기 암 환자라고 소개를 하였습니다. 그러나 시술을 지켜본 후 그냥 자리를 뜨고 저희 부부만 남게 되어 지금까지 경험 등을 자세히 듣고 더 많은 확신을 가지고 순천으로 돌아왔습니다.

하지만 아무리 방법에 대한 확신을 가지고 있어도 이를 직접 내 몸에 시행하지 않고 환우들에게 시술할 수는 없었습니다. 주로 점심시간을 이용하여 꾸준히 시행하고 시간이 되지 않으면 집에서 시술하였습니다. 처음에는 수포가 나오더니 나중에는 약간 탁한 물들이 쏟아져 나오고 붉은 실 같은 것들이 보이는 것이었습니다.

언젠가는 7번 경추 부위에서 2~3컵 분량의 노란 물이 쏟아져 나오기도 하였습니다. 그런데 이러한 분출물들이 좋은 성분이라면 당연히 갈증이 나타나야 합니다. 우리가 음식을 잘못 먹어 설사를 한 번 하여도 맥이 빠집니다. 그런데 몇 컵의 노폐물이 빠져나가도 갈증은 없었습니다. 보통 10회에서 20회면 1단계가 끝난다고 하지만 저자는 수포와 노폐물의 분출이 그칠 줄 몰랐습니다.

그러면서 여러 가지 명현반응들이 나타나기 시작했습니다. 계피라는 알레르기 원인 물질의 접촉이 있어야 알레르기가 나타났었는데 언제부터인가 가만히 있어도 손, 발, 목, 등, 팔 등의 2~3곳에 작은 알레르기가 나타났다가 사라지는 것이었습니다. 다행히 얼굴 위로는 올라오지 않았고 더 다행인 것은 기도까지 나타나지 않았다는 점입니다. 이때가 1단계를 29회 정도 시행했을 시기였습니다. 가만히 생각을 정리해 보았습니다.

왜 이런 증상이 나타나는가?

특히 아내는 "위험하니 그만두어야 하지 않나?" 하며 만류하였습니다. 알레르기의 원인이 청량음료, 밀가루 빵, 우유의 다량 섭취에 의한 혈액의 혼탁이 옳다고 가정해 보면 이 요인들은 체내 오장육부에서 깊숙이 잠들어 있다가 계피라는 물질의 촉매제가 들어오면 몸에 이상반응이 열의 형태로 나타납니다. 이 열을 체외로 배출시키기 위해 두드러기라는 형태로 피부 표면적을 넓혀 배출시키려는 기전이라고 할 수 있습니다. 그런데 과다하게 넓히다 보니 오히려 가려움증과 기도폐쇄라는 부작용을 나타낸 것이 피부 알레르기인 것입니다.

흡선치유를 시행하다 보니 체내 깊숙이 있던 혼탁물질이 등의 한선을 통하여 배출되는 중이고 그 중 일부가 혈행을 따라 돌다가 소규모, 급성적인 알레르기를 나타내는 것으로 판단되었습니다. 겉으로는 맑게 보이

05 부록 저자의 흡선치유법 시행 일지

는 흙탕물을 흔들어 놓으면 불순물이 제거되기도 하지만 잠잠하던 흙들이 표면으로 나오게 되는 이치와 같다고 판단하게 되었습니다.

1단계는 30번을 시행하니 수포도 노폐물도 나오지 않았습니다. 21회부터 29회까지는 흔간부위(흡선기와 흡선기 사이의 미적용 공간)를 시술한 셈입니다. 30회에는 아무것도 나오지 않았지만 다시 한 번 확인하기 위하여 31회째를 시술했더니 아무런 반응이 없었습니다. 혹여 지금까지 반응이 많이 나타나던 부분만 집중적으로 다시 흡선기를 부착하였으나 아무 이상이 없어 1단계가 마무리된 것으로 판단하였습니다.

실로 3개월 동안의 또 다른 생체실험이었습니다.

일본 교세라의 창업주이며 『카르마 경영』, 『왜 일하는가?』의 저자인 이나모리 가즈오도 해답은 현장에 있다고 하였습니다.

한약, 침, 한방물리요법도 전부 먼저 직접 경험해 보았습니다. 흡선치유도 예외일 수는 없었습니다. 장시간 엎드려 있을 때의 고통, 불편한 느낌, 가려움증, 심리적 갈등 등 이러한 세세한 부분을 어찌 경험해 보지 않고 환우들에게 설명하고 치료할 수 있겠습니까?

또 다른 긍정적인 변화가 나타나기 시작했습니다. 저의 시술을 지켜보던 직원들이 동참하였습니다. 모두가 흡선치유법을 자신의 몸에 적용해보기 시작하였습니다. 이 일이 더 확신을 가지는 계기가 되면서 환우들에게도 자신 있게 설명하였습니다.

2단계는 1주일의 휴식기간이 지나고 다시 시작되었습니다. 1단계와는 다소 다른 심리적인 부분이 나타나기 시작하였습니다. 체간 전면부는 구조상 장기와 가깝고 근육층이 얇기 때문에 흡선기의 압력이 더 강하게 느껴졌습니다.

그래서 처음에 3회 증압하고 10분 후 1회만 증압하여 40분을 시행하였습니다. 흡선기를 부착한 지 20분이 지나자 우측의 옆구리(담경, 膽經) 부위가 심하게 가려우면서 적색의 수포가 다수 발생하였습니다. 아마도 알레르기 소인이 1단계 시행으로 인해 피부 천부로 이동하였기 때문이라고 생각되었습니다.

2, 3회를 거치면서 부분적으로 나타나는 이상 알레르기반응이 더 괴롭히기 시작하였습니다. 갑자기 아무런 이유 없이 얼굴을 제외한 전신의 모든 부위에서 짧게는 2~3분, 길게는 10여 분 동안 알레르기가 나타났다 사라지기를 반복하였습니다. 그럴 때마다 그 부분에 흡선기를 부착하면 바로 사라지고 더 참기 힘들면 명상을 하였습니다. 이상하게도 명상을 하면 가려움증과 알레르기반응이 사라지는 것이었습니다. 어느 때에는 흡선기를 부착하면 소량의 맑은 물이 나오기도 하였는데, 1단계 시행 중 나타나던 노폐물과는 사뭇 달라 보였습니다.

일반적으로 나오는 노폐물은 탁하거나 조금이라도 적홍색이 가미된 형태였으나 이때 나오는 것은 단지 맑은 물 1~2방울이 전부였습니다. 이는 알레르기 소인이 맑은 물 형태로 배출되어 나오는 것으로 판단되었습니다.

횟수가 거듭되면서 또 하나의 괴로움이 있었습니다. 등 부위는 육안으로 그 형태가 보이지 않아 시각적 괴로움이 없었으나, 전면부는 수포나 노폐물들이 보이므로 그 아픔이 그대로 전해졌습니다.

또한, 전면부는 신경들이 더 조밀하게 분포하므로 수포를 터뜨릴 때마다 감정적으로 슬픔과 괴로움의 극한을 경험하게 되었습니다. 이는 1단계를 시행할 때와는 다른 감정이었습니다. 이러한 상황을 환우들보다 먼저 경험하게 된 것이 정말로 다행이라 여겨졌습니다. 2단계 10회째를

05 부록 저자의 흡선치유법 시행 일지

넘어가면서 위완부 전후 좌우에서 수포와 노폐물들이 출현하였습니다. 비록 양은 많지 않았지만, 시술 중이나 후의 가려움증은 극심하였습니다. 아마도 이 방법을 몰랐더라면 가족력인 부친의 위암이 언젠가는 발병하였을 것이라는 생각이 들었습니다. 참고 이겨내면서 지속하여 나갔습니다. 11회째 접어들면서 양측 폐 부위에서도 반응이 나타나기 시작하였습니다.

흡선치유법은 참으로 정직합니다.
나의 몸 안에 현재의 병뿐 아니라 이전에 문제 있었던 부위에서 앞서거니 뒤서거니 반복하면서 여러 반응을 나타내는 것이었습니다.
어려서 만성기관지염으로 고생하였고 성인이 되어서도 한 번 감기에 걸리면 다른 증상은 다 나아도 기침은 적어도 1개월 길게는 2~3개월이 지나서야 나았습니다. 아마도 이를 반영하는 것으로 보였습니다.
꾸준히 시행하던 중 문제가 발생하였습니다. 중학생인 큰 아이가 외부에서 선물 받은 감기가 문제였습니다. 먼저 작은 아이에게 전파하더니 그다음에는 엄마에게 전파하였습니다.
저자의 경우 알레르기 때문에 한약을 복용하지 못하고 양약 또한 며칠만 복용하면 위의 부담으로 힘들었으며 또한 환우들을 진료하기 어렵기 때문에 철저하게 몸 관리를 하는 편이었습니다.
그러나 당시 기후가 100년 만에 찾아 온 이상한파여서 바이러스가 기승을 부리는 한편, 이전보다 훨씬 차갑고 건조한 공기는 폐, 기관지의 저항력, 면역력을 현저히 떨어뜨렸습니다. 결국 저자도 전염이 되었습니다.
이때가 마침 12월 31일 저녁 무렵이었습니다. 연배의 동료 한의사가 급성 심장마비로 갑자기 유명을 달리하여 모 종합병원 영안실에 안치되어 문상을 다녀오게 되었습니다. 우연인지 문상을 다녀온 저녁 무렵부터 갑자기 고열이 나기 시작하였습니다. 그런데 그 열의 양상이 심계항진을 동반하면서 양쪽 눈이 붉게 충혈되는, 지금까지 경험해 보지 못하였던 고열이었습니다.

한의사로서 가능하면 병원 신세를 지지 않으려고 하지만, 생명의 위협을 느끼는 순간에는 의료 시행의 주체가 중요한 것이 아닙니다.

현직 의사인 친구가 어느 일요일 심한 항강증(자고 일어난 후 갑자기 목이 심하게 경직되어 전혀 움직이지 못하는 질환, morning stiffness라고도 함)으로 힘들어 하여 한의원을 임시 오픈(?)하여 치료해준 적이 있었습니다.

그때 농담 삼아,

"의사가 환자네, 하긴 스님도 본인 머리깎기는 어렵지!"

"아파 죽겠는데, 고개조차 들기 힘든데 그게 무슨 상관인가?"라고 주고받았던 대화들이 이제는 바로 나에게 닥친 상황이 된 것입니다.

병원의 정성스러운 처치로 고열과 두통은 우선 참을만하게 되었습니다. 그런데 당시 누워만 있으려니 몸이 불편하여 침대에 반쯤 기대고 있었는데 기대고 있던 베개가 고르지 못하였던지 좌측 허리가 아파져 오기 시작하였습니다. 점점 허리를 펴지도 못할 정도의 상태가 되어 병실로 옮기게 되었습니다.

병실로 옮긴 후 점점 상황이 나아지지 않아 간호 중이던 아내를 집으로 보내 흡선기를 가져오게 하였습니다. 시간이 흘러 새벽 1시 전후였는데 마치 탁구공만 하던 통증이 어른 주먹만 하게 커지면서 좌측 늑골, 좌측 가슴부위, 심장 부근까지 찌르듯이 확장되는 것이었습니다.

05 부록 저자의 흡선치유법 시행 일지

　기침을 한 번 하면 중심 부위에서 온몸을 송곳으로 쑤시듯이 아파져 왔습니다.
　'아! 이러면서 이게 심장까지 가면 죽나 보다.' 하는 생각과 바로 직전 이 병원 영안실에서 장례를 치른 동료 한의사까지 생각나며, 온갖 심리적 불안 상태를 야기시키는 상념들이 들고 일어나는 것이었습니다.
　그러는 가운데 드디어 아내가 흡선기를 가지고 도착하였습니다. 문제 되는 부위에 흡선기 6~7개를 부착하고 40분이 지났을 때였습니다. 그 부위에서 누에벌레만한 노폐물과 다량의 수포가 발생하였습니다. 그리고 흡선기를 떼자마자 통증이 50% 이상 가라앉으며 비로소 숨을 제대로 쉴 수가 있었습니다. 현장에서 양방 치료와 한방 치료가 병행되는 순간이었습니다.
　이때 시간이 새벽 2시 전후였는데 종합병원에서 이런 통증을 말하면 어떤 검사와 전달체계를 거쳐 치료되었을지, 과연 신속한 대응이 이루어졌을지 상상이 가지 않았습니다.
　만약 내가 흡선치유법과 인연이 없었더라면 담미심규(痰迷心竅, 담이 심장의 관상동맥을 막아 급성 심장마비, 심근경색이 오는 경우)로 심장마비가 왔을지 모를 일입니다.
　또한, 다른 사람 편에서 본다면 일반인이었으면 얼마나 많은 통증과 불편함을 감수해야 할 것인가 하는 문제점입니다. 흡선치유법의 보급이 진정으로 필요한 이유이기도 하였습니다.
　병원 의료진에 대한 예의가 필요하므로 간호사나 의사들이 입원실에 없는 시간에 다시 한 차례의 흡선치유를 시행하였고 그 후 통증의 90% 이상이 사라지게 되었습니다.
　나약한 환자의 처지에서 본다면 '만약 이 병원이 한방, 양방, 대체의학 등을 모두 환자 위주로 적용하는 병원이라면 보다 효율적이고 적합하며 인격적인 치료 행위가 이루어질텐데'라는 평소의 생각을 환자의 입장에서 절실히 느끼게 되었습니다.

2일 입원 후 다시 진료해야 하므로 완전치는 않지만 퇴원하게 되었습니다. 그러나 감기 후 항상 나타나는 해수(咳嗽, 만성 기침)가 다시 괴롭히기 시작하였습니다. 다른 증상은 모두 사라졌는데 수개월 동안 허리가 휘어질 정도로 기침을 하였습니다.

계피 알레르기를 앓기 전에는 한약을 복용하면 빨리 치유되었겠지만, 현재는 그러지도 못하므로 문제 중의 문제였습니다.

상사(上沙)에 계시는 모친께서 손수 생강차를 만들어 가져다주시고 그래도 잘 낫지 않자 진해제를 처방받아 복용해보기 시작하였습니다. 그러나 증상은 좀처럼 좋아지지 않았습니다.

이렇게 약 1개월이 지나 해수가 좀 좋아지자 이번에는 평생 앓은 적도 없던 역류성 식도염이 발병하였습니다. 역류성 식도염은 만성적인 위염으로 인하여 위 분문(噴門)의 기능이 약해져, 위산이 식도 쪽으로 역류하여 식도의 염증을 유발합니다. 식도부에 마치 호두가 끼인 듯한 이물감, 속쓰림, 무력감, 소화장애, 식욕부진, 체중감소 등의 증상을 나타내는 질환입니다.

이 역시 행체산이나 향상양위탕으로 잘 치유되지만 한약을 먹지 못하니 어찌하겠습니까? 그래서 그 동안 중단하였던 흡선치유법 2단계를 이어 시행하였습니다.

12, 13회를 넘어서니 독감으로 잠잠하던 부분적 알레르기가 들고 일어나기 시작하였습니다. 그래도 이를 악물고 참아가면서 꾸준히 시행하였더니 15회째에는 약간의 폐기가스만 나오고 수포반응이나 노폐물의

05 부록 저자의 흡선치유법 시행 일지

분출은 더 이상 없었습니다. 16, 17번째 시행에도 반응이 없어서 다시 한 번 50분을 시행하였으나 아무런 반응이 없어 2단계를 마무리 지었습니다.

흡선치유법이 정말 위대한지 아닌지를 시험을 해보아야 할 시기가 우연이 아닌 운명처럼 다가왔습니다. 2단계에도 아무 반응이 없으니 더 이상 시행할 일도 없고 만약 몸이 아주 순수하게 맑아졌다면 '알레르기도 치유되지 않았을까?' 하는 가정을 해보았습니다.

그래서 역류성 식도염 치료에 효과적인 계피가 들어간 행체산을 처방하여 복용해보기로 하였습니다. 다시 알레르기가 나타나서 30분 이내 스테로이드를 주사받지 않으면 호흡곤란으로 생명이 위독해질 수 있으므로 기도하는 마음으로 복용하여 보았습니다. 30분이 지나도 아무런 반응이 없고 2시간이 지나도 아무런 반응이 없었습니다.

이게 무슨 일입니까? 기적인가요?

진정한 치유의 승리라고밖에 볼 수 없었습니다.

이제 더 이상 어떤 확신이 필요하겠습니까?

회피요법과 일시적인 상태 완화라는 것과, 알레르기원과 접촉해도 알레르기가 나타나지 않는 것은 너무나 다른 차원입니다.

과학, 비과학, 초과학이 환자가 치유된 마당에 그리 가치 있는 것일까요?

스승님도 이 방법에 자신의 몸을 시험 삼아 결과를 확인하였습니다. 저자도 이제 흡선치유법을 확신하며 어떻게 하면 이 훌륭한 방법을 환우에게 적용시킬까 고심하고 있습니다. 또한, 우리나라뿐 아니라 북미와 유럽, 일본 등지에 소개하여 세계화함으로써 전 인류에게 건강이라는 선물을 주어야 한다고 생각합니다.

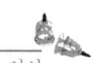

다음의 내용은 평소 쓰던 진료일지로,
흡선치유 관련 내용이 있는 부분을 발췌한 것입니다.
전편의 내용과 다소 중복되기도 하지만
흡선치유를 시행하다가 그만두고 싶을 때,
어려움이 있을 때 참고하여 잘 이겨내시기를 바랍니다.

2010.8.29 일

흡각요법을 직접 내 몸에 시술해 보았다.
인체의 몸 안에는 약 40리터의 체액이 있는데
일정 시간 동안 몸, 마음이 자연의 흐름을 거스르게 되면 혼탁해지며
이로 인해 각종 질환이 발생하게 된다.
이 혼탁해진 체액을
땀샘이라는 배설기관을 통해 정화하는 방법이 흡각요법이다.
한의학의 건부항요법, 습부항요법에서는 유관시간을
15분 이내로 하지만
이 시간을 30분 이상하면 땀샘을 둘러싼 모세혈관을 통해
각종 오염물질이 빠져나오고,
더 이상 빠져나올 물질이 없으면
스스로 피부의 땀샘을 닫게 된다.
배수혈 부위를 2일 1회 8~10번 전후, 복부혈 위주를
8~10번 전후 시행하게 되나
개인적으로 횟수에 차이가 있다.
시술 첫날 전체적으로 발포되었으며 약 15분이 지난 후 시작되었다.
특이한 점은 피부 알레르기 때문에 흡각기를 부착한 이외의 부위도

빨갛게 변한다는 점이다.
그리고 척추의 좌우 비틀림이 시술 후
뻐근하다는 느낌으로 강하게 나타났다.
향후 이러한 변화를 내가 먼저 체험한 후
가족들과 직원들, 환우들에게 적용시켜나가
질병 극복의 필생기로 작용해주기를 기원해 본다.

2010.8.31 화
흡각요법 2회째를 시행하였다.
수포가 나오지 않은 부분은 별로 나오지 않으나
한 번 나온 부분에서는 계속적으로 형성된다.
어느 부분에서는 선홍색의 혈이 나온다.
처음 흡각 시 몸 전체가 당기면서 불편하였으나
2회 들어서니 오히려 더 시원한 느낌이 든다.
처음 흡각 후 첫날에는 몸이 정렬되려고 하는지
거의 잠을 설쳤다.
오늘 저녁 상황을 다시 지켜보아야 할 것이다.

2010.9.2 목
흡각요법 3회째이다.
오늘부터는 수포가 거의 형성되지 않았다.
2회까지 수포가 형성된 자리 10~11곳에서
적색이나 황색의 노폐물이 흡각기에 1/10 정도 차올랐다.
또 하나 특이한 점은 등 부분이 흡각을 하는 동안

지속적으로 가렵다는 것이다.
2회까지는 흡각을 한 후 그 자리가 가려웠는데
이번에는 시술이 진행되는 동안 점점 심하게 가려워졌다.
흡각기를 제거하고도 약 2시간 정도 가려움이 있었다.
또한, 전신의 피부가 수축되면서 소름이 돋았다.
이는 마치 알레르기가
기관지 내부까지 퍼져 호흡곤란까지 왔을 때
강한 스테로이드 주사를 맞은 후 나타나는 느낌과 너무 흡사했다.
수차례 몸소 경험해 보았기 때문에 알 수 있는 것이다.
몸이 약하다는 것이 이런 경험을 할 수 있는 또 다른 이점도 있다.
동병상련…
나 같이 몸이 엉망인 한의사만이
그 뜻을 알고 환우들에게 적용시킬 수 있는 것 같다.
아마도 체내에 내재된 알레르기 독소가
뿜어져 나오는 가운데 나타나는 현상이 아닌가 싶다.
역시 나 스스로 직접 경험을 해보기 잘하였다는 생각이
다시 한 번 든다.
질병을 치료하는 첫걸음은
질병을 먼저 인식하고 인정하는 것이고
이에 대한 방법을 실천하는 것임을 다시 헤아려 본다.
만약 내가 먼저 흡각요법을 경험해보고 나서,
보편적이고 경제적이면서 효과적이라면
파킨슨병 환우들에게 저렴한 진료비로 통치할 수 있을 것이다.
헤파드 XIII 2와 흡각요법,

05 부록 저자의 흡선치유법 시행 일지

입원하여 실시하는 정식요법, 정심요법, 정음요법이라면
단시일 내에 환우들에게 가시적인 성과를
안겨줄 수 있을 것으로 기대된다.

2010.9.4 토
흡각요법 4회째.
역시 수포가 발생된 부분에서만 또 다른 수포가 발생한다.
그러나 3회에 비해 노폐물 양은 적어지고 가려움증도 줄었다.
5회부터 노폐물 배출이 일반적이라고 하니 지켜보아야 할 것이다.

2010.9.6 월
흡각요법 5회째.
오늘은 시간이 여의치 않아 아내의 도움을 받아 집에서 시행하였다.
4회째와 비슷하지만 빠른 시간에 여분의 수포가 발생하고
선홍색과 노란색의 액체가 약간 흘러나온다.
특이한 점은 알레르기 명현반응이 현저하게 낮아지고
가려움증도 많이 소실되었다.
현재까지 나의 몸에 암이나 성인병이 없는 상태이므로
특별한 호전은 느끼지 못하고 있다.

2010.9.7 화
흡각요법 6회째.
드디어 노란 액체가 수포 자리에서 나오기 시작하였다.
바닥에 고일 정도의 양을 폐기가스와 함께

7~8곳에서 확인하였다.
또한, 실 모양의 점성 덩어리를 3곳에서 확인하였다.
하루를 건너지 않고 시행했는데
저녁에는 등의 통증성 경직으로 잠을 설치게 되었다.
2~3일에 한 번씩 실시함이 좋을 듯하다.
여전히 위장의 명현반응이 나타나며
알레르기 반응도 약간은 나타난다.

2010.9.9 목
흡각요법 7회째.
대추혈 자리에서 1/5~2/5 정도의 혈이 흘러나왔다.
기타 부위에서도 수포와 연홍색의 혈이 흘러나왔다.
전제석으로 6회째보다는 약간 더 많은 양이 흘러나왔다.
등 부위의 알레르기에 의한 가려움증은 여전하다.
흡각요법 후 이전처럼 심하지는 않지만,
알레르기반응 후 스테로이드 주사를 맞은 것처럼
으슬으슬 거리고 힘이 빠지는 현상이 나타난다.
에어컨이나 선풍기의 냉기가 싫어진다.
경험해 보지 않으면 알 수 없는 것이 정한 이치이다.

2010.9.11 토
흡각요법 8회째이다.
의자(醫者)는 치료방법에 대한 부분을 경험해야 한다.
그래야 진정으로 환우의 입장에서 치료에 임할 수 있다.

05 부록 저자의 흡선치유법 시행 일지

영리를 위해서라든지, 원칙을 위배하여 촉박하게 한다든지,
되살릴 수 있는 여지가 있는데
이를 포기한다든지 하는 행위는
의자(醫者)로서 절대 피해야 할 것이다.
7회와 비슷하게 미홍색의 혈이 소량씩 7~8곳에서 흘러나오고
약간의 알갱이가 나왔다.
30분 경과 후부터 역시 등 전체가 열이 나면서
가려운 증상이 나타난다.
이 부분이 없어지면 알레르기가 소멸되리라 생각된다.

2010.9.14 화
흡각요법 1단계 9회를 시행하였다.
대부분 딱지가 형성되고 대추혈 부위, 담경 부위에서
미홍색의 물질이 흘러나오는데 지난 번보다는 소량이다.
알레르기반응은 여전하나 약간 2일 전보다는 나은 것 같다.
미국 LA 한의사회에서 학술대회 강의 요청이 있었다.
여기 환우들의 진료일정과 겹치지 않으면서
그곳 환우들에게 도움이 되었으면 하는 마음이다.
연락하신 분은 미국 LA에서 청명한의원을 운영하는
신정식 님이었는데
본초학을 10여 년 연구하신 학자로
대학에서 후배를 위한 강의까지 하고 있다.
파킨슨병의 한방 치료와 흡각요법을 강의할 예정이다.

2010.9.15 수

흡각요법 1단계 10회째,
대추혈 우측은 거의 발현됨이 없다.
좌측 담경락을 따라 미홍색의 액체가 나왔다.
전체적으로 양은 줄어들고 딱지가 떨어져 아무는 부위가 반 이상이다.
특이한 점은 30~35분이 지나면 알레르기반응으로
등 전체가 가려우면서 열이 났었는데 70% 이상 경감된다는 점이다.
그러나 흔간부위의 피부 변색은 여전하다.
지금까지 흡각요법 1단계의 반응에 의하면
담, 폐, 위 반응점에서 이상이 발현되었다.
이는 어려서 2~3차례 황달을 심하게 앓았으며
기관지 해수로 30대까지 간간히 고생하였고
만성 신경성 위염을 앓아 왔기에 고개가 끄덕여진다.
전통의학인 한의학의 부항요법, 발포요법,
이를 한 단계 발전시킨 흡각요법이
큰 의의가 있음을 몸소 체험하는 바이다.
향후 몸의 전면부 2단계 시술까지 마친 후
이를 환우들에게 적용시켜
'파킨슨병 없는 세상'인 우리의 꿈을 만들어
이 질환으로 고통받고 있는 환우와 보호자에게 희망을 주고 싶다.

2010.9.17 금

흡각요법 1단계 11회째,
우측은 딱지 지고 아물어 전혀 반응이 없다.

05 부록 저자의 흡선치유법 시행 일지

좌측 담경 상부에서 혈사(血絲)가 2~3개 나온다.
이런 것이 몸 안에 있다는 것이 끔찍하지만
만병 원인의 실체를 확인하였다는 것에는 감사하다.
대추혈, 신주혈, 신도혈 부위에서 수포가 나온다.
기타 부위는 이상이 없다.
시작하였으니 전혀 나오지 않을 때까지 한 후
흔간부위 시술을 할 예정이다.

2010.9.18 토

어제는 좌측 어깨 가장자리, 좌측 등 아랫부위가
긁은 후유증인지 아니면 오염 문제인지 너무 가렵고 진물이 나
집에서 30분 정도 흡각을 시행하였다.
노란 액체와 미홍색의 액체가 1/5 정도 나오고
선홍색의 선혈(線血)이 2cm 길이 가량으로 배출되었다.
오늘 아침 일어나 보니 염증성으로 덧난 부위가 아물어 가고 있다.
아무런 조치도 취하지 않았는데 더 잘 아물어 간다.
사기가 빠져나오니 정기의 작용이 촉진되어 그러할 것이다.
아내도 국소부위 시술인 3단계를 시행하고 있는데
가려움증이 상당히 호전되고 있다.
치료방법에 대한 자가 실험을 하고 있지만
의의 있는 결과가 있기를 기원해본다.

2010.9.20 월

2일 전 토요일 흡각요법을 12회째 실시했다.
그런데 좌측 담경 상부에서
지금까지 여타의 경우보다 가장 많은 노란 노폐물이 나왔다.
타원형 흡각기 1호의 3/5 정도가 흘러나왔다.
아마도 담경 쪽에 많은 문제가 있는 것으로 보인다.
이전과 같이 대추혈에서 도도혈까지 2곳,
담경 아래쪽 2곳 외에는
전혀 증상이 보이지 않는다.
한편 아내는 우측 서혜부와 아래쪽에서만
약간의 수포와 삼출물이 보인다.
5회째 부분적인 치료를 하고 있는데
그 심한 가려움증이 많이 호전되었다고 한다.
흡각요법이 필생기로 작용할 것인가?

2010.9.24 금

9/20, 9/23에 13, 14회 흡각요법을 실시하였다.
좌측 담경 부위에서 나오는 노폐물은 줄어드나
도도혈 주위에서 1/3 정도의 노폐물이 흘러나왔다.
그러면서도 극심한 가려움증이 나타나 괴로움을 주고 있다.
경험상 10회를 넘어가며 환우의 피부 상태를 고려하여
3일에 1번씩 시술함이 좋을 듯하다.
수포를 터뜨림에 있어 바늘, 침, 니들보다는
이쑤시개가 더 나은 것으로 보인다.

05 부록 저자의 흡선치유법 시행 일지

수포가 바로 메워지면 가려움증이 나타난다.
수포는 체내의 노폐물이 나오기 위한 통로 역할을 하는 것으로 보인다.
그래서 처음에는 수포가 생성되며
그 후 이 통로를 통해 노폐물이 나온다.
노폐물이 나오려는데 수포 형성이 잘되지 않거나
형성된 수포가 터져 있지 않으면 가려워지고
노폐물 배출이 잘되지 않는다.
아내도 가려움증이 상당히 호전되었다.
우측 서혜부와 하복부 중간부위와 서혜부 아랫부위에서
수포와 폐기가스, 맑은 노폐물이 흘러나왔다.
당일 예약 환우가 취소되어 흡각요법을 다시 시작하였다.
3신주, 5신도[1] 부위에서 미홍색의 노폐물과
선사형의 이물질이 다량 배출되었다.
또한, 양쪽 옆구리 부위에서 노폐물이 배출되었다.
한의학적으로는 폐와 심장, 담 부위에 해당한다.
알레르기반응도 여전하다.
환우들에게 적용하기에 너무 좋은 경험이다.

2010.9.27 월
흡각요법 16회째,
흘러나오는 노폐물은 언제 멈출 것인가?
너무 많이 오염되었기 때문일 것이다.

---

1) 3신주, 5신도 : 한의학에서의 경혈 이름. 등부위 흉추 3번, 5번 부위

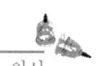

이제는 수포 형성은 되지 않고
기존 나오던 곳에서 진한 젤 형성물이 나오고 있다.
한 번 시작한 방법이니 끝까지 나를 시험 삼아 결과를 보고자 한다.
다행히 창시자님을 10월 2일 뵙기로 하였다.
개개인의 사욕이 아니라
파킨슨병에 대한 견해로 환우들에게 도움이 되기를 기원해본다.

2010.9.30 목
파킨슨병 전문한의원을 표방하고
치료를 시작한 지 어느덧 4년이 흘러가고 있다.
지금까지 4명의 치료 종결 환자가 나왔으며
한 권의 책과 두 편의 논문이 결과물로 나왔다.
그리고 무엇보다도 신혜영, 김혜영이라는 인재가
내 아내와 더불어
"파킨슨병 없는 세상 만들기"
라는 꿈을 공유하게 된 것이 큰 수확이었다.
현재까지 헤파드 1, 2, 3, x1, x2, x3, 1-1의
일곱까지 처방을 매뉴얼화하였으며
대중적인 처방 XIII 2까지 개발하게 되었다.
그러나 아직까지 모든 파킨슨병 환우들에게
일반적으로 효과적인 처방을 개발하지는 못하고 있다.
그러나 신 팀장, 김 팀장과 더불어
꾸준한 연구 및 검사를 시행하고 있으므로
우리가 찾는 바로 그 결과물이 나오리라고 확신하고 있다.

05 부록 저자의 흡선치유법 시행 일지

더불어 정혈요법의 확장격인 흡각요법을 도입하여
환우들에게 적용시키고 있다.
이 부분의 결합에 큰 기대를 걸고 있다.
그리하여 3~6개월 중기간의 입원치료로
파킨슨병 환우들에게 큰 힘이 되기를 기원해본다.

2010.9.30 목

흡각요법 17회째,
도도혈 부위에서 노폐물이 약간 흘러나오고
기타 부위는 딱지까지 떨어져 아물었다.
며칠 후에 다시 시술해보고 아무런 생성물이 없으면
흔간부위(痕間部位, 속칭 다이아몬드부위)를 시행해볼 계획이다.

2010.10.3 일

흡각요법의 창시자님인 강봉천 선생님을
서울 상도동 자택에서 뵙게 되었다.
원래는 전날 저녁에 찾아뵈려고 하였으나
저녁 8시 이후면 잠자리에 드는 관계로
아침 7시 30분 정도 일찍 찾아뵙게 되었다.
아파트 집 대문을 활짝 열어 놓으신 채
우리 부부를 기다리고 계셨다.
작은 공부방에서 지금까지 흡각요법을 창시하게 된 계기부터
현재에 이르기까지 전반적인 설명을 다 해주셨다.
그리고 이 방법이 외국에서 활성화되어 국내에 들어오기보다

우리나라에서 교육을 거치면 누구나 시행 가능하며
필요하다면 전 세계에 이를 가르치게 되었으면 하는
큰 소망을 가지고 계셨다.
그리고 이를 임상에 접목시켜 향상시켜주기를 당부하셨다.
이에 대한 나의 생각으로
우선 제도권인 한의학 영역에서 이를 급여화시키되
점수를 향상시키거나 비급여로 지정되는 방안이
좋다고 설명 드렸다.
연세대 공학관에서 CES 관련 워크샵을 가졌다.
질의응답에서 치매 및 알츠하이머병에 대한
자료나 임상보고에 대하여 질문하였지만
이 부분에는 전혀 결과가 없다고 하였다.
아마도 단순히 CES만 가지고 이러한 분야에
접근하는 것 자체가 무리여서 연구가 이루어지지 않았나 생각된다.
갑자기 실망감이 가득해진다.
역시 파킨스병에는 5정요법이구나 하는 생각이 더 굳어진다.
점심을 먹는데
창시자님이 아침식사도 못주고 보내 섭섭하다고 하면서
전화를 주신다.
창시자님의 따뜻한 인품이 잔잔히 가슴에 스며왔다.

2010.10.4 월
흡각요법의 보급과 민족의학으로의 계승을 위해
이현기 님과 많은 대화를 나누게 되었다.

05 부록 저자의 흡선치유법 시행 일지

우선 흡각요법을 제도권 내에서 인정하게 함으로써
한의학, 민족의학, 대한민국의 의학으로
인정받게 해야 한다는 것이다.
그래야만 창시자님의 뜻대로 더 많은 사람을 살릴 수가 있다.
이를 위해서 일차적으로
흡각요법의 급여화 내지 비급여가 필요할 것이다.
또한 정식학회가 필요하고,
이를 뒷받침할 한의사 회원들이 필요할 것이며,
이를 위해서는 기본적인 논문과 초석을 위한
의식 있는 한의사들의 노력이 필요할 것이다.
많은 사람들의 행복을 위한 일이라면
나의 역량이 닿는 데까지 내가 해야 할 것이다.
그래서 일선 한의사를 위해서
논문이 우선적으로 필요할 것으로 생각되어
내 몸부터 흡각요법을 적용시켜 보고 있다.
흡각만 시행한 파킨슨병 환우,
헤파드만 복용시킨 환우,
흡각과 헤파드 둘 다 시행한 환우,
위약인 헤파드를 주면서 흡각을 전혀 시행하지 않은 환우의
4분류로 나누어 6개월의 임상시험을 준비하여
논문화시키는 것이 제1차 순서이다.
그 후 이를 토대로 한
준회원학회, 정회원 학회의 설립, 제도권 진입, 국가지원을 통한
과학적 검증, 전 국민에게 혜택이라는 수순으로 진행됨이 옳을 것이다.

2010.10.5 화
흡각요법 1단계 18회.
3신주, 5신도 부위의 단 2곳에서만
45분 경과 후부터 수포가 발생하였다.
그 외 부위는 전혀 발현되는 것이 없다.
한의학적으로는 이 부위는 독맥 부위이고
바로 양측에는 방광경1선 폐수, 심수가 있다.
아마도 이전에 앓았던 기관지 해수와 알레르기,
부정맥의 영향이 아닐까 한다.
다음 회에도 다시 한 번하고
별 이상이 없으면
흔간부위를 시행하고
그 다음에 2단계 복부 부위를 시행할 예정이다.

2010.10.7 목
오늘 흡각요법 19번째이다.
시간이 많지 않아 5신도 전후좌우 좌측 담경에 30분간 시행하였다.
흡각기를 붙이자마자 5신도 부위에서
미홍색의 노폐물이 흐르기 시작하고 새로운 수포가 형성되었다.
그런데 수포가 너무 커져 30분 만에 중단하고 수포정리를 하였다.

2010.10.8 금
어제 이어 오늘도 흡각요법 1단계 20번째를 시행하였다.
다른 부위에서는 전혀 반응이 없고

05 부록 저자의 흡선치유법 시행 일지

수차례 반복되듯이 5신도 부위만 반응이 나타난다.
흡각 시작과 더불어 노랗고 연한 홍색의 노폐물이 쏟아져 나온다.
50분 경과 후 살펴보니
기존의 수포, 새로운 수포, 실 모양의 점액 분비물이
3/5컵 분량 쏟아져 나온다.

이게 도대체 무엇이란 말인가?

비생리적인 물질이라면
우리 몸 안에서 얼마나 좋지 않은 영향을 미치고 있었을까?
다른 부위의 반응이 없으므로
다음 21회부터는 5신도 부위는 그대로 하고
흔간부위 흡각을 시행할 예정이다.

2010.10.11 월

어제 저녁 흔간부위와 5신도 부위를 포함한
1단계 21회째를 시행하였다.
역시 5신도 부위에서는 노폐물이 다량 쏟아져 나왔다.
그러나 흔간부위에서는 수포나 이상 반응이 아직 없었다.
다만, 가려움증과 열감이 나타나는 것은
1단계의 초기와 비슷한 양상을 보였다.
알레르기병은 불치인가?
아니면 난치인가?
금번 경험을 토대로
양약 복용 중인 파킨스병 환우는 두부와 풍지혈 압통점 위주로,

양약 미복용 환우는 1단계+두부 위주로 흡각을 시행해볼 예정이다.

2010.10.12 화
흔간부위와 5신도 부위 흡각 22번째,
5신도 부위에서 1/2컵 분량의 노폐물과 점액물이 나왔다.
흔간부위는 1부위에서 1개의 수포 외에는 별다른 반응이 없다.

2010.10.15 금
2일 동안 문제 부위만 흡각을 시행하였는데,
시행 즉시 노폐물이 흘러나온다.
매회마다 1컵 내외의 노폐물이 흘러나왔다.
오늘은 흔간부위의 흡각과 더불어 문제 부위 흡각을 시행할 예정이다.
그 누가 말했던가?
"盡人事 待天命"이라고.
2일 전부터 자궁경부 원발성 전이성 폐암 환자가
내원하여 치료받고 있다.
PCDT, 흡각요법, 약침요법, 산삼약침 등을 만난 것이
우연히 아니라 필연이었다는 확신이 든다.
인간이 하는 일은 무엇인가?
예정된 필연을 그대로 따라가는 것인가?
아니면 이나모리 가즈오의 철학처럼
인과응보가 작용하는 것일까?
금일 오후 흡각요법 1단계 23번째를 시행하였다.
문제 부위에서는 2~3컵 정도의 노폐물과 덩어리가 흘러나왔다.

05 부록 저자의 흡선치유법 시행 일지

흔간부위의 경우도 우측 2곳, 좌측 1곳에서
새로운 수포가 나왔다.
지금까지 얼마나 많은 노폐물이 쌓여
몸에 좋지 않은 영향을 주었을 것인가?
흡각요법의 창시자님과 이현기 님께 다시 한 번 감사드린다.

2010.10.19 화

흡각요법 1단계 흔간부위 24번째 시행,
부분적 시행을 포함한다면 27번째이다.
그 문제이던 5신도 부위에서는 오늘은 반응이 없다.
단지, 흔간부위 중 우측 담경 중간부위 3곳, 좌측 1곳에서
노폐물과 수포가 나왔다.
역시 담경의 문제이다.
지금까지의 결과를 종합해 보면
담(간), 심, 폐, 위의 4장기가 가장 문제였다.

최근에 암 환자 2명이 치료를 시작하였다.

5정요법 중 정혈요법의 확장으로 흡각요법을 시작한 이후
공교롭게도 암 환자들이 오기 시작하였다.
준비하고 있어야 한다는 것을 다시 한 번 깨닫게 된다.

2010.10.22 금

흡각요법 1단계 흔간부위 25번째 시행.
좌측 담경 2곳과 우측 담경 1곳에서

약간의 노폐물이 흘러나왔다.
5신도 부위는 전혀 반응이 없다.
체내 깊숙이 숨겨진 노폐물들이
피부 표면 주위로 나오게 되면 극심한 가려움증이 나타난다.
즉, 불필요한 물질을 제거해 달라는 신호인 것이다.
이들이 제거되면 가려움증은 일시에 사라진다.
흡각요법을 만난 것이 조금 더 살아서
환자들에게 도움을 주라는 필연으로 보인다.
이 부분에 대한 객관적 검증을
논문으로 발표할 수 있기를 기대해 본다.

2010.10.23 토

14세 파킨슨증후군 환사 ○○는 2회째 빙문이다.
헤파드를 포함한 5정요법 1개월 시행 후
전체적으로 호전을 보였다.
흡각요법을 시행하자마자 전체적으로 폐기가스가 차 올라왔다.
약 20분 후 좌측 담경 부위에서
동시다발적으로 수많은 수포가 순간적으로 솟아올라왔다.
1주 전 이 ○○ 님도 흡각요법 1회를 본원에서 시행한 후
많은 호전이 있다고 알려왔다.
흡각요법에 대한 경험적 확신을 가지게 되는
일말의 계기가 되었다.

05 부록 저자의 흡선치유법 시행 일지

2010.10.25 월

흡각요법 1단계 26번째.
오늘도 흔간부위를 실시였는데
우측 담경 2~3곳에서 약간의 수포와 노폐물이 나왔으며
우측 신장 부위와 상부 2곳에서 새로운 수포가 약간 나왔다.
다음 번을 지켜보아야 할 것이다.

2010.10.29 금

흡각요법 1단계 27번째.
흔간부위 7번째이다.
우측 담경 1곳, 상부 5신도 좌측 2곳에서
약간의 수포와 노폐물이 흘러나왔다.
기타 부위는 반응이 없다.
가는 형상의 미홍색 소조직이 나오고 있다.
이것의 조직병리학적 실체 규명이 흡각요법의 미래라 할 것이다.
부분적 시술을 포함한다면 30회를 훨씬 넘긴 상태이다.

2010.10.31 일

소뇌위축 환자인 김 ㅇㅇ 님을 시술하니
대추혈 견정혈 좌우로 바로 수포가 올라오고
전체적으로 검정색의 색소반응을 보인다.
일전의 14세 파킨슨증후근 환우인 유 ㅇㅇ 학생도
이러한 반응이 나타나곤 하였다.
또한, 특징적으로 대추혈, 풍지혈, 풍문혈 전후좌우에

반응이 공통적으로 나타난다.
뇌와 연결부위에서 즉각적인 반응이 나오는 것이다.
인체의 자연치유적인 면을 나타내는 것이다.
다시 한 번 흡각요법의 창시자인
강봉천 선생님, 이현기 님께 감사드린다.
오늘부터 아내도 배수혈 주위에 흡각을 시행하기로 하였다.
피부 질환도 호전된다는 것이 증명되기를 바란다.

2010.11.1 월

어제부터 아내도 흡각요법 1단계를 시작하였다.
신장 부위, 척추선을 따라 소양증이 나타난 부위,
양측 담경 부위에서 문제가 나타났다.
장시간 동안 직접 시술해 보는 것도 또 다른 경험이 되었다.
역시 백견(百見)이 불여일행(不如一行)이다.
아내는 자궁의 혼탁으로 인하여 골반통,
척추를 따라 두부까지의 소양증이 나타나는 것으로 보인다.
또한, 흡각기 제거 시 평소보다 독한
마치 썩는 냄새가 나기 시작하였다.
이것은 폐기가스가 배부를 통하여 배출된다는
일종의 증거이기도 한 것이다.
다시 한 번 흡각요법을 만난 것이 우연이 아니고
필연으로 보인다.

05 부록 저자의 흡선치유법 시행 일지

2010.11.2 화

오늘은 김 팀장(본원의 진료팀장)이 갑자기 항강증이 발생하여
흡각요법 1단계를 우연히 시행하였다.
대추혈 상부와 우측 어깨부위, 5신도 부위에서
노폐물과 수포가 다량 나오기 시작하였고
45분을 지나서는 중하부위의 간담비위 부위에서
다량의 수포가 형성되었다.
진단과 치료에 진실을 보여주는 케이스이다.
초진으로 대구에서 오신 김 ○○ 환자는
아O병원에서 파킨슨증후군으로 진단 후
내원하신 분으로 3년밖에 지나지 않았으나
균형장애, 보해장애, 언어장애, 우측 수족무력 등의
증상까지 진행된 상태이다.
5정요법과 더불어 특히 흡각요법을 시행하니
배수혈 상부를 포함한 다수의 부분에서 수포가 발생하였다.
다만 이 분의 삶이 인내하는 경험이 부족하여
잘 견디어 낼 지가 관건이다.
적어도 6개월 동안은 열심히 치료하기로 확답하고 귀가하였다.
쾌유를 기원한다.

2010.11.4 목

최근 중앙일보에 기고된 경희대 최혜실 교수의 글이 마음에 와 닿는다.
우선 그 전문을 보면 다음과 같다.

"엄마는 지난해 뇌출혈로 혼수상태에 계시다가 돌아가셨다.
심한 저혈당으로 응급실에 갔다가 침대 밑으로 떨어지셨다.
뇌수술 자체는 성공적으로 끝났으나 혼수상태는 계속되었다.
다시 목에는 구멍이 뚫려 호흡기가 꽂히고
배에는 신장 투석을 위한 구멍이 뚫렸으며
코에는 미음이 들어가는 호수가 꽂혔다.
오래 누워 있어 생긴 욕창도 치료해야 했다.
호스에 투입되는 음식물과 약은 무궁무진했다.
저혈당 증상이 일어나면 당분이,
혈압이 높아지면 혈압강하제,
소화가 안 되면 소화제,
감기 기운이 있으면 감기약이 투여되었고,
몸의 부위별로 다른 전공의가 진료를 했다.
내가 알고 싶은 것은 엄마가 언제쯤 깰 것인가,
얼마나 고통스러우며 어떤 상태인가였다.
그러나 의사들은 상대방을 쳐다보지도 않고
자기 전공에 관련된 몸 부위만 말했다.
처음에는 의사들의 인격에 문제가 있다고 생각하고 분개했으나,
차츰 병을 바라보는 방식 때문이라는 사실을 깨달았다.
우리에게 중요한 것은 내 몸의 고통이지만
의사들은 세균이 일으키는 일반적 현상에 관심이 있다.
세균학자가 세균을 연구하는 것은 당연하지만
적어도 임상의는 세균으로 인해 느끼고 경험하고
그것을 해석하는 주체로서 환자의 몸에

05 부록 저자의 흡선치유법 시행 일지

관심을 가져야 하는 것이 아닐까?"

나에게도 의사, 치과의사, 과학자인 절친들이 있다.
우리가 대학에 들어가기 전까지는
적어도 인간의 치료에 대한 시각은 전문적이지는 않지만 일치했었다.
그 일치점은 '병자 위주의 의학'이었다.
그러나 시간이 흐른 지금
과학과 비과학이라는, 양의학과 한의학이라는,
병자 위주가 아닌 의료를 시술하는 관점에서 논의되고 있고
의료의 거대한 산업화로 인하여 치유가 아닌 피치료자가
양산되어가고 있다.
이러한 문제점은 최 교수가 지적한 대로
의료인의 인격적 문제로 인한 것이 아니다.
병자와 보호자의 고통을 나의 것으로 인식하지 못하는
철학과 윤리의 부재를 초래하는 교육의 문제,
사회의 문제가 복합되어 나타나는 현상인 것이다.
지금부터, 그리고 나부터, 진정으로
병자를 위한 의료인으로 다시 나야 할 것이다.

어제 아내의 흡각요법 1단계 2회째를 시행하였다.
예상대로 척추 부위를 따라 거의 모든 곳에서 수포가 형성되고
골반 부위에서도 수포가 형성되었다.
아내의 피부소양증은 자궁 기원성으로
척추신경을 따라 두부까지 문제가 되고 있는 것으로 보인다.
3일 전 극심한 경추 통증도 흡각요법으로 제어되는 것을 보았다.

파킨슨병 환우에게 큰 힘이 될 것이다.

2010.11.8 월
흡각요법 29번째,
흔간부위 시술이 끝이 날 것처럼 보이다가 마무리가 되지 않고 있다.
가려움증과 노폐물 분출이 계속되고 있다.
아내와 김 팀장은 교대로 시행하기로 하였으며
미호코 선생님과 남편은 2일에 1회씩 잘 시행하고 있다.
다만 미호코 선생님의 경우 7~8회 시술했음에도 반응이 없어서
다시 1~2회만 더 시행 후 반응이 없다면
2단계로 넘어가기로 하였다.
아내는 척추부위, 대추혈 부위, 신장 자궁부위에서
이상반응이 나타난다.
특히 대추혈에서
30여 개의 수포와 노폐물이 빠져나와 모두 놀라게 되었다.
일전의 교통사고 후유증, 자궁 근원성 가려움증 등의
반응으로 보인다.

2010.11.11 목
현재 나를 포함한 아내, 김 팀장, 미호코 선생님과 남편 분
모두 5명이 흡가요법을 시행하고 있다
온 직원이 이 방법을 신뢰하고 따라 해주는 것만으로도
감사함을 느낀다.
입원실을 갖춘 파킨슨병 전문한의원,

05 부록 저자의 흡선치유법 시행 일지

5정요법을 통한 난치병 전문한의원으로 가기 위해
오늘도 나의 길을 가고 있다.

2010.11.12 금
흡각요법 시행 후
처음에는 위장의 명현반응이 있었다.
특히 자양강장제, 식이섬유음료, 육고기 등과 접했을 때
위통이 심하게 일어났으며
아무런 특이사항 없이 위통이 일어나기도 하였다.
아마도 위장 부위에서
문제되는 노폐물이 뜯어져 나오는 과정 중에
나타나는 반응으로 보인다.
특히 최근에는
배수혈 부위가 아닌 손, 발, 허벅지, 머리 부위에
부분적 두드러기(알레르기)가 심하게 나타난다.
저녁 9시가 지나면 더 심해져 새벽에 잠을 설치곤 한다.
온몸에 숨어있던 알레르기 소인들이 배수혈을 통해 뽑혀 나오니
마치 다른 부위로 숨어들어가면서 증상을 발현시키는 느낌이다.
아내는 교통사고로 상해되었던
목 부위, 좌측 눈, 좌측 머리 부위가 당기는
명현반응이 나타나고 있다.
이 또한 나와 같은 현상으로 보인다.
특히 피부 건조증은 많은 호전을 보이고 있다.
확장 이전용 부지로 적합한 곳이 물색되어 검토하고 있는 중이다.

호수공원을 끼고 있으면서 양측에 야산을 접하고 있어
파킨슨병 환우들에게는 아주 적합한 장소이다.
요양병원을 하기에는 적은 장소이어서
15년 후 더 발전된다면 더 넓고 공기 좋은 장소를 찾아야 할 것이다.

흡각요법 1단계 30번째.
이젠 거의 이상반응은 없지만
좌측 담경 2곳에서 약간의 노폐물이 나왔다.
거의 마무리되어가는 형상이다.
다음 주 수요일 전후하여 다시 시행할 예정이다.
2단계에 대한 경험이 없는 관계로 시행이 필요하다.

2010.11.15 월
최근 1주일 전후로 시작된 이상한 반응으로 고생하고 있다.
주로 저녁시간이면 부분적으로 두드러기가 나타나기 시작한 것이다.
너무 극심하여 어제 저녁에는 오른쪽 어깨 부위에
흡각기를 부착하였다.
그랬더니 견우혈에서 약 50여 개의 수포가 순식간에 나타나고
어깨, 엉덩이 부위의 가려움증은 순식간에 사라지는 것이었다.
그래서 이 현상이 새로운 알레르기인지,
아니면 명현반응인지를 알아보기 위하여
오늘부터 일체의 인스턴트식품, 고기, 커피,
저녁 때의 사과를 끊어 보기로 하였다.
또한 미호코 선생님도

05 부록 저자의 흡선치유법 시행 일지

대추혈 상하, 좌우 담경 부위에서 노폐물이 쏟아져 나왔다고 한다.
이 부위의 증상이 끝나면 새로운 부위에서
이상반응이 나올 것임을 설명하고
꾸준한 시행을 부탁하였다.

2010.11.16 화
흡각요법 1단계 31번째,
50여분을 시행하였으나 별다른 반응이 없다.
금요일 한 번 더 시행해 본 후 이상반응이 나타나지 않으면
2단계를 시작할 예정이다.
흡각요법으로 인하여
깊숙이 내재되어 있던 알레르기반응이 표면으로 올라와있다.
조금이라도 온도 변화가 있다든지,
약간이라도 맞지 않는 음식이 들어가면
즉시 반응이 나타나고 바로 이동한다.
거의 매일 저녁 가려움으로 시달리다보니
모든 의욕이 떨어진다.

질병으로 고통 받는 병자들이
왜 자살을 택하는지 조금이나마 알 것 같다.
이러한 부분에서 의자(醫者)들은
자세를 낮추고 환우의 마음속으로 들어가
그 고통을 보아야 할 것이다.
끝이 보이지 않던 1단계 치료가 끝이 보이기 시작한다는 점이

그나마 위안이다.

2010.11.19 금
흡각요법 2단계 1회째를 시행하였다.
한 번 더 1단계를 해보고 그래도 반응이 없으면 하려했으나
며칠 사이 3단계의 부분요법과 더불어
배수혈 부위를 부분적으로 시행했으나 별로 반응이 없어
1단계가 마무리 된 것으로 보고 2단계로 가본 것이다.
상부 양측과 우측 담경 부위, 위장 부위에서
다수의 수포가 형성되었다.
특히 우측 담경 부위는 가려움증이 심해
흡각기를 부착하자마자 붉은 수포가 순식간에 형성되었다.
이 부분은 담경에 관련된 장기의 반응이라기보다는
알레르기 소인들이 1단계의 영향으로
내부에서 피부 등의 천부로 올라와 있다가 반응한 것으로 보인다.
2단계 전면부는 처음 3회 증압하고
10분 후 1회만 증압함이
타당하게 보인다.
4회 이상 증압하면 호흡이 약간 힘들고
40분 이상은 몸에 무리가 갈 것으로 보인다.

2010.11.22 월
흡각요법 2단계 2회째.
흡각요법으로 체내 깊숙이 내재되어 있던 알레르기 소인을

05 부록 저자의 흡선치유법 시행 일지

피부를 통하여 뽑아내다 보니
잠재되었던 알레르기들이 피부로 나와
알레르기 소인이 없는데도 나를 괴롭힌다.
알레르기반응이 심해지면 부분 흡각을 하거나
따뜻한 물로 감각이 마비될 때까지 부분샤워를 하면
증상이 사라진다.
또는 명상을 하면 증상이 사라진다.
그러나 다시 발현된다.
다만 통상적인 알레르기 반응과 다른 점은
잠시 나타났다 사라졌다 하며 다른 부위로 순식간에 이동하고
아직까지 얼굴만은 증상이 나타나지 않는다는 점이다.
그나마 이 점이 정말 다행이다.
얼굴까지 나타나면 환우 진료가 어려워
시술을 계속하기가 힘들었을 것이다.
간, 담, 위, 심장 부위에 이상반응이 나타나고 있다.
직원들과 환우 분들도 순조롭게 흡각요법을 시행하고 있다.
나오는 삼출물에 대한
근거의학적인 분석, 논문 작성, 서적 출판, 글로벌화 등이
창시자님의 뜻처럼 이루어지기를 기원해본다.

2010.11.24 수
흡각요법 2단계 3회째,
집에서 시행하였다.
좌측 담경 3곳, 우측 담경 2곳, 가운데 위완부 1곳에서만

새로운 수포 약간, 노폐물 소량이 나왔다.
전면부는 늑골과 흉골 부위에 부항을 부착하므로
통증이 심하고 수포 발생 부위를 직접 눈으로 확인하기 때문에
1단계보다 어려운 편이다.
또한, 수포 처치 시 통증이 더 심하기 때문에
감정적으로 슬픔과 괴로움의 극한을 경험하게 된다.
이러한 상황을 나 먼저 경험하게 된 것이 다행이다.

잘나지도 못한 미물로
학회 여러분에게 누가 되는 장소를 만든 것은 아닌지?
나 자신의 영욕을 위해 자리를 마련한 것은 아닌지에 대한
반성을 하게 된다.
왜 인간은 조직을 나의 뜻대로 이끌어 가려고 하는가?
역시 동기가 중요하다고 하겠다.
나의 영욕을 위해서인가? 아니면 전체를 위해서인가?
순수한 마음의 동기에 의해서 판단되어야 할 것으로 보인다.

2010.11.29 월

흡각요법 2단계 4, 5회를 시행하였다.
위완부는 반응이 없으나 무척 가렵고
위완부 좌측, 좌우측 담경 부위에서 수포와 노폐물이 나오고 있다.
1단계에 비해 소량이지만
감정이 흔들리고 불편한 것은 뒤쪽보다 훨씬 더 하다.
몸에 질병이 있고 이에 대한 불편한 증상이 있는 환우들은

05 부록 저자의 흡선치유법 시행 일지

명현반응을 그 다지 많이 느끼지 못하나
일반인들은 상당한 불편함을 감내해야 한다.

2010.12.2 목
흡각요법 시행은 철저한 실험정신에 의한 것이다.
우연인지, 필연인지 『향토명의』라는 책을 접하고
그 안에서 유독 흡각요법에 관심을 갖게 되면서
바로 이현기 님을 찾아간 것은
반드시 무엇과 연결되었기 때문일 것이다.

여전히 전신 알레르기에 대한 반응은 지속되고 있다.
특히 저녁에 심해진다.
그러나 처음보다는 강도가 약해진 것으로 보인다.
오늘 2단계 6회째이다.
좌측 쇄골 하부와 위완부 좌측에서 약간의 수포가 나오고
기타 부위는 별로 반응이 없다.
아마도 1단계에서 노폐물이 많이 배출되어
2단계는 수월하게 가지 않나 생각된다.
그러나 끝까지 진행해보아야 하며
문제점인 알레르기 현상 소멸이 관건이다.
최근 북한 연평도 도발,
4대강에 집중된 예산으로 인한 불경기,
내부적인 활력부족으로
한의원의 성장이 퇴보되고 있다.

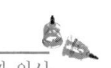

우리의 경쟁상대는 과학이다.
과학에 경쟁하기 위하여 심기신(心氣身)의 정렬(整列)이 필요하다.
현재 잘하고 있는가?
다시 한 번 신발 끈을 동여 매야 할 시점이다.

2010.12.9 목
흡각요법을 흡선치유법으로 개명하기로 하였다.
논문에 대한 사항은
기존 정심 제자들의 참여 저조로
당분간 미루기로 하였다.

어제 흡선치유법 2단계 7번째를 시행하였다.
좌측 유두 상부의 1곳에서 약간의 노폐물만 나온 것을
제외하고는 거의 반응이 없는 편이다.
향후 몇 번의 추가 시술로 끝이 날 예정이다.
중간평가를 해보면 몸이 맑아지는 느낌이다.
괴롭히던 이상 반응성 알레르기도 하루 1~3회로 줄어들고 있다.
더 이상 반응이 없으면 2단계 흔간부위를 실행해볼 예정이다.
전면부 흔간부위는 학회에서 시행한 예가 없어
해보아야 할 것이다.

2010.12.13 월
흡선요법 2단계 8번째를 시행하였다.
위완부 좌측 1선, 2선에서만

05 부록 저자의 흡선치유법 시행 일지

약간의 수포와 노폐물이 분출되었다.
2단계에서 흔간부위의 의미가 어떠한가?
의미가 있는가? 몇 부위 되지 않을 것이지만
그래도 실행해야 할 것인가?
흡선치유법을 통하여 나오는 노폐물에 대한 논문 진행이
지지부진하고 있다.
신뢰의 회복이 가장 급한 사항이다.
의견은 다를 수 있지만
목적은 변하지 말아야 할 것이다.

2010.12.16 목
흡선치유 2단계 9번째를 시행하였다.
최초 3회 이후부터는 그리 힘들지 않았으나
금번 9회째에는 상당히 불편을 느끼게 되었다.
주로 위완부와 위완부 좌측 1선, 2선의 수평 부위에서
수포와 노폐물이 나왔으며 그 후로도 가려움증이 극심하였다.
현재 이러한 치료를 하지 않았다면 분명히 위암이 되었을 것이다.
지혜를 주신 두 분 스승님, 창시자님께 감사드린다.

2010.12.18 토
흡선치유 2단계 10번째,
위완부을 중심으로 우측 1선, 좌측 1, 2, 3선에서
폐기가스 및 신생 수포, 노폐물이 흘러나왔다.
특히 잠잠하던 기타 부위의 이상 알레르기와 가려움증이 심하였다.

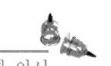

그런데 항상 특이한 점은
심한 이상반응 중이라도 배부나 복부에 흡선치유법을 시행하면
다른 부위의 반응이 모두 사라진다는 점이다.
마치 온몸의 가려움 인자들을 빨아들여 없애버리는 느낌이다.

최근 아내도 1단계 12회 전후 시행 중인데
거의 모든 부위에서 노폐물 및 폐기가스, 수포가 나오고 있다.
어려서 과용한 화학약물, 육고기 과다섭취,
스트레스, 교통사고 등의 결과물로 보인다.
만약 흡선치유를 하지 않았다면
멀지 않은 시기에
암, 뇌졸중, 파킨슨병, 기타 난치병 등이
발현되지 않았을까 하는 생각이다.

2010.12.28 화
흡선치유법 2단계 11회째,
위완부, 우측 1선, 2선, 우측 폐부위에서
노폐물 및 수포가 나왔다.
아직까지는 더 시술해 보아야 결과를 알 수 있을 것 같다.
주로 폐, 기관지, 위에 문제가 있는 것으로 보인다.

2010.12.30 목
영국에서 큰 아이가 가져온 독감이
결국 작은 아이, 아내를 거쳐 나에게까지 전달되었다.

05 부록 저자의 흡선치유법 시행 일지

어제 하루 결근하고
할 수 없이 양약과 주사의 도움을 받았다.
그런데 내 몸을 치료하면서 느낀 것은
양약이든 한약이든 환우에게 도움된다면
무슨 구분이 필요한가 하는 것이다.
계피 알레르기 때문에 한의사이면서도 한약을 먹지 못하는 나는
양약의 도움을 받을 수밖에 없다.
마찬가지로 양약의 부작용 때문에 양약을 먹지 못하는 양의사들은
한약의 도움을 받아야만 할 것이다.
한의사, 양의사의 구분을 뛰어넘어
환우 입장에서 치료를 진행하는 참 의료인이 되어야 할 것이다.

2011.1.5 수 - 병마와의 싸움에서
12월 31일 저녁 열이 갑자기 심하게 올라왔다.
두 눈이 뻘겋게 충혈되고 가슴이 두근두근하면서
두통이 극심하였다.
상황이 좋지 않아 바로 근처의 S 종합병원 응급실로 가게 되었다.
응급처치한 후 침대에 반쯤 누워 기다리는데
갑자기 왼쪽 허리가 담이 결린 것처럼 아파져 오기 시작하였다.
자세가 잘못되었나 싶어 침대에서 내려와
허리운동을 했다.
그러나 호전되지 않은 채 입원하게 되었다.
해열제 주사와 수액으로 열은 떨어졌으나
좌측 허리의 통증은 더 심해지고

급기야 그 통증은 좌측 옆구리와 좌측 하복부까지 파급되면서
전혀 몸을 움직이지 못했다.
조금 더 진행된다면 심장마비로 사망할 것 같은 생각이 들었다.
이렇게 죽는구나 하는 생각이 들었다.

입원에 필요한 여러 물건을 가지러 집에 갔던 아내가
병실로 들어오자마자
통증 부위에 흡선기를 부착하기 시작하였다.
감기는 양방으로,
통증은 한방으로,
치료하고 있는 한·양방 겸치를
양방 병원에서 하고 있는 것이었다.
나로서는 새벽 2시에
이러한 증상을 아무리 설명한다 하여도
그에 대한 처치가 어려울 것이 명백하기에
어쩔 수 없는 선택이었다.
흡선기 부착 40분 후에
통증 부위에서 누에벌레만한 선지 형태의 노폐물이 나오고
그 위 부분에서 수포가 나왔다.
흡선기를 제거하자마자
통증이 50% 이하로 감소되었다.
내 스스로 한·양방 겸치를 경험하는 자리가 된 것이다.
그 후로도 3일 정도는 통증으로 기침도 하지 못할 정도였으나
점차 좋아졌다.

05 부록 저자의 흡선치유법 시행 일지

연휴인 1월 1일, 2일을 병원에서 보내고
다음 날 왕지동 이전건과 환자 예약 때문에 일단 가퇴원하였다.
기타 증상은 호전되어 갔으나
심한 기침으로 환자와 대화하기가 힘들었다.
계피 알레르기 때문에 한약을 복용하지도 못하므로
기침과 가래에 대한 약을 추가로 처방받아
양약을 복용하였다.
그러나 치료의 효율성이 문제이지 한·양방의 문제가 아니라고 본다.

2011.1.10 월 - 병상에서

어려서부터 앓아왔던 기관지가 문제이다.
이를 한의학에서는 소생병(所生病)[2]이라고 하는데
직접 겪어보니 옛 성현 의사들의 질병에 대한 깊은 고찰에
고개가 숙여진다.
독감의 대부분 증상은 호전되었지만
유독 기침이 잘 낫지 않는다.
가래가 형성되면 이를 배출하는 현상이 기침으로 나오고
한 번 나온 기침은 그 도를 넘어서
눈물, 콧물까지 나오면서 허리가 휘어 질 정도로 계속된다.
여기에 대한 양약을 복용해보니
마약 성분의 진해제라 그런지 가슴이 두근거리고
밤에 잠이 잘 오지 않는다.

---

[2] 소생병(所生病) : 내장의 병적인 현상이 경락을 통하여 겉으로 드러나는 질병 현상

그래서 생강차와 후라보노이드 성분이 든 껌,
모과 추출 형태의 목캔디로
대처하고 있으나 지치고 힘이 든다.
아마 차후 나의 사망원인은
감기로 인한 폐렴이나 합병증이 될 가능성이 매우 높다.
한약이라도 먹을 수 있으면 빨리 나을텐데
알레르기가 발생할지 모르니…

의료인은 아프지 않아야 한다.
아프지 않을 수 없지만
질병과 멀어지도록,
질병에 걸리더라도 빨리 회복할 수 있도록 하여야 한다.
유병 시 시야가 좁아진다.

환자와 타인에 대한 배려보다는
아주 조그만 자신의 몸에 의식이 묶이게 되므로
행동이 이타적이지 못하게 된다.
의자(醫者)는 심신의 조화를 위한 실천과 자성을 할 줄 알아야 한다.
그래야 진정한 의자(醫者)가 될 것이다.

다행히 나에게 잘 맞는 국선도를 찾아
심신의 수련과 체력의 안정을 찾게 되어
이 정도로 유지함이 다행이다.
최근 국선도장이 너무 추워
감기가 악화될 것 같아 집에서 수련하고 있다.

05 부록 저자의 흡선치유법 시행 일지

마음 수련 또한 집이나 한의원에서 유지하는 정도이다.
한 단계 나아가기 위한 고도의 수련과 인내가 필요하다.

2011.1.14 금
2주 정도의 독감으로 고생하고 나니
이제는 다시 알레르기가 들고 일어난다.
몸에서 질병에 대한 우선순위가 있는 듯하다.
고열로 인한 독감 시에는 전혀 알레르기반응이 나타나지 않았다.
그런데 기침까지 좋아지자마자
바로 알레르기반응이 일어난다.
어제 저녁에는 등과 흉복부의 가려움증으로
거의 잠을 자기 못하였다.
흡선치유법을 시행하고 나서
정말 여러 가지 명현반응들이 나타나고 있다.
잠잠하게 가라앉아있던 알레르기반응이
들고 일어나는 것이 그것이다.
또한, 아내는 목 부위에서 정말로 끊임없이
수포와 노폐물이 흘러나왔다.
김 팀장은 목의 급성 통증으로 수차례 고생하기도 했다.
흡선치유법의 끝은 어디인가?
완전치유로 가기 위한 과정인가?

2011.1.17 월
흡선치유법 2단계 12, 13번째,

전체적으로 수포나 노폐물의 양은 줄었으나
우측 3열 4행, 우측 1열 1행, 좌측 3열 4행에서
약간의 수포가 나왔다.
알레르기는 여전히 저녁때면 여기저기에서 솟아 나오고 있다.
2단계가 마무리되면
모든 알레르기가 사라지기를 기원해본다.
독감 후유증으로 상승한 열 때문에 변비가 되고
위장에서 차 올라온 탁기와 양약의 부작용, 생강차의 과량 복용으로
역류성 식도염이 발생하였다.
저녁 때 누우면 위산이 역류하여 목이 타는 듯한 통증을 발생시킨다.
약 복용 없이 나을 수 있는 방법은 무엇인가?

2011.1.21 금

흡선치유법 2단계 14번째,
위완부 우측 1선, 2선에서 약간의 수포와 노폐물이 나왔다.
이제는 알레르기와 더불어 나를 괴롭히는
새로운 질병이 출현하고 있다.
독감 후 양약을 복용하고 변비가 생긴 후
목에 이물감이 심하고 쓰리면서 눕기가 불편하다.
그래서 거의 잠을 설치게 된다.
이제는 나의 몸도 중고가 다 된 것 같다.
그러나 더 많은 질병을 직접 겪어보면서
경험한 질병을 토대로 의자로서의 삶을 살아가라는 의미인 것 같다.
2단계 치료가 끝나도 평소의 알레르기반응이 계속될 것인가?

05 부록 저자의 흡선치유법 시행 일지

아니면 알레르기 자체가 다 없어질 것인가?

2011.2.7 월
2일 전 흡선치유법 2단계 15번째를 시행하였다.
30분 전후로 시술하였는데 약간의 폐기가스반응만 있을 뿐
전혀 반응이 없다.
목요일 또는 금요일 점심 때 한의원에서 50분 시행 후
전혀 반응이 없다면 2단계도 끝이 난 것으로 보아야 할 것이다.
최근의 몸 상태는 알레르기반응이 많이 줄어든 상태이다.
치료가 종결되면 계피로 실험해 보아야 할 것이다.

2011.2.16 수
흡선치유법 2단계 16, 17회째 무반응…….

이제 거의 모든 치료가 끝난 것 같다.
하지만 마지막으로 다시 한 번 50분 정도 해볼 예정이다.
그 후 계피가 들어간 처방을 한 번 실험적으로 복용해 볼 예정이다.
만약 이 부분까지 좋아진다면
흡선치유법이야 말로 최고의 의학이라 할 것이다.

2011.4.28 목
흡선치유법 시행 후
실험적으로 계피를 거(去)한 행체산을 2재 복용하고
역류성 식도염이 80% 이상 호전되고 있다.

이따금 과식한 경우에
약간씩 불편함이 나타나지만
이전에 양약을 복용할 때보다는 훨씬 편하다.
역시 한약의 효과가 우수함을 체험할 수 있다.
오늘 애양원 의료봉사가 있어
실험적으로 계피를 가하여 복용하여보았다.
걱정을 많이 하였으나
복용 후 2시간이 지나도 증상이 나타나지 않는다.

이것은 거의 기적과 같은,
현대 과학이나 의학적인 관점에서는 불가능한 일이다.

증상 출현 시 투여하는 항히스타민제, 스테로이드제는
중심민 원회시킬 뿐이지 출현을 방지하는 것은 아니었다.
창시자님의 방식에 다시 한 번 탄복하는 바이다.
너무 감사하다.

2011.5.4 수
흡선치유법을 모든 환자에 적용시키고 있다.
놀랄 정도로 효과가 좋다.
이를 체계적으로 정리하기 위해
『내 안의 의사가 진짜 의사』라는
서적의 출간을 준비하고 있다.

05 부록 저자의 흡선치유법 시행 일지

거의 완벽한 재현성을 보이고 있는 PCDT[3]에서
헤파드 X5와 헤파드 X5s의 유효성은
90% 이상을 나타내고 있다.
그런데 실질적인 효과는 아직 부족하다.
후보물질은 약 2가지 있으나
헤파드 X5만할지 의문이다.
또 다른 돌파구는 어디에 있는 것인가?

2011.5.12 목

행체산에 계피를 4g 넣어 복용해보았다.
이것이 정량인데 전혀 이상이 없다.
흡선치유법에 대한 확신이 든다.
정심제자단의 후속격인 구인회(救人會)의 회장직을 맡은 것도
이 방법에 대한 확신과 이렇게 좋은 방법을 세상에 널리
알리는 것이 좋다는 신념 때문이다.

『내 안의 의사가 진짜 의사』라는 서적은 꼭 필요하다.
혼신을 다하여 써 내려갈 것이다.

---

3) PCDT : 체질질병검사

영문요약
English abstract

1. Knowing well of cupping & Healing

The cupping & Healing is the most excellent medicine as the traditional therapeutic technique in the medical science of human kind. The method of cupping & Healing is attaching the cup on the front and the back side of body about 40 minutes to 60 minutes, which enables to discharge body waste (toxin) through a sweat gland by rubber pipe. In clear water, it cannot be seen bubbling but it can be seen the bubbling in rotten water as emitting discarded gas. Likewise, when our body is accumulated waste, the waste will become a cause of cancer, Parkinson's disease, Parkinson's syndrome, incurable disease, diabetes, angina, and arthritis. That is, those diseases are not occurred in part of body but in whole over the body as whole of aremia became turbid. Until now, all of medicine is trying to split diseases in detail which has been already split. Hence, they made the error of seeing tress not forest. It is not a treatment to prescribe for people suffering from diabetes, hypertension and angina. A total cure is to maintain the health without taking a medicine anymore as maintaining the balance between yin and yang. A principle of cupping & Healing is for a spontaneous cure as attaching the cup on the cure area for a long time which you will see bubbling on the area needed to cure. When a bubble is burst, a various waste will come out along with the rubber pipe. (Once apply to inflammation cure) Person who conducts the procedure to patients is required having an attitude of warm and sincere heart and the patient is required having an earnest attitude towards the cure.

2. What is cupping & Healing? -1

A meaning of absorbing a gland in absorbing treatment is to attach and to absorb sweat gland. A meaning of treatment is not temporarily curing the disease as relieving a symptom but is to restore recuperative powers for normal life as applying the measure on a cause, in other words, the disease became cured.

What is cupping & Healing? As using the absorbing equipment for sweat gland, a healthy life will return it to you as eliminating the cause of disease.

Once disease is occurred, existing medicine is focused on to block the emergence of symptom in accordance with disease. For example, medication would return the normal figure and life when people got disease of hypertension, diabetes and thyroid but the medication is indifferent from body reaction on the diseases. Rather relying on the drug medication, patients easily lose their recuperative powers. Hence, they have to be taken the drug over their whole life. Again, for the long-term use of pills, it requires taking another pill. Once time goes by, the long-term use of pills will cause other problems to take different kinds of pills.

Afterwards, people might take a bunch of pills several times. Science and medical science are kept developing but the figures for diseases are increased which actual cure rate is indicated 10 to 20%.

People who are suffered from disease feel the reality mentioned above. Hippocrates as a progenitor of western medicine said that 'it is more important to know what sort of person has a disease than to know what sort of disease a person has. In other words, a spontaneous cure is necessary for patients not a plus prescription. Most of diseases in modern society are come from stress. A big part of causing the disease is not from polluted environment but for outcome of excessive waste. Stress is also sickness from burdened mind like excessive eating and overwork. Most of diseases occurred in this modern society is came from accumulation. It might need to consider which way of treatment is suitable for the disease is like minus and plus way. Currently, it needs minus treatment. Excessive

05 부록 영문요약

state is plus and natural state is minus.

Fast, meditation, natural therapy, and the cupping & Healing are raising the sensation regardless of western and eastern countries. That sensation might be natural for pure reason. Specially, the cupping treatment is alpha of medical arts which started with the beginning of mankind and omega for entire human kind and entire eras in terms of disease treatment. The cupping treatment is to activate the segment of waste in the sweat gland where exists more than 2millions in the body. And then, it is able to make a balance between yin and yang as eliminating the toxin and surplus nourishment in the body. This treatment is originated from ancient cupping therapy. In western countries, it has been used the treatment since Hippocrates and it has been used the treatment from the bore of emperor in ancient times to the present. Thus, the cupping & Healing has been with the history of mankind. As reflecting on the long historical origination, the cupping & Healing is implicated that it is effective to the public. However, there are some problems as using the previous cupping therapy.

First, A cause of disease is lack of full of insight. Once our ancestors had an intention to cure diseases, they will never let incurable disease neglect. For the current circumstances of medical environment, patients visit other health care centers which are not in the boundary of institutional condition as they feel stuffy which this situation needs our self-examination. Previously, some kinds of therapy like depth virulent blood, bubbling, moxibustion and hand acupuncture so on were popular but those therapies brought out side effects like a death. The reason for this issue is that there were not insight for cause of disease and sublimity for humankind. In the cupping treatment, it is called as a toxin where existed inner side of whole body and the surface of body as well.

Second, the problem is efficacy.

If the principle is consisted with method, there must be no side effect and it has to be worked out. A adaptable scope of existing therapies like a dry and moisture cup, yukwan, dakwan, jukwan and jarak are rheumatism, stomachache, gastralgia, dyspepsia, headache, hypertension, cold, cough, menstrual pain, Anjeok-jongtong (the symptom of disease where eyes are on blood and swollen), and chogimikwesi of changyang (like a external disease and skin disease on the surface of body) so on. In the clinical trials in reality, the applicable scope is mostly muscle pain, congestion discomfort and a sprain so on. There were no mention regarding angina, systemic allergy, myocardial infarction, scoliosis, incurable ruptured disk and Parkinsonism like adult disease and incurable disease. Until now, thousands of patients who have been experienced of cupping treatment are free from disease, hospital medication, and pills and do their job

05 부록 영문요약

in their family, workplace and society.

Third, the question is for whether the medical science has popularity or not. In apology of [Dongisusebowon: a book of Korean medicine written by Respectable Mr.Lee Je-Ma], it said that a doctor has to fully know about the cause of disease which every person suffers as the medical science has to be widely spread. It will be able to save the world in the future.

As the degree of completion is higher, the simplicity is also higher. A meaning of simplicity means easy. It is possible to use every oriental doctor and the people. However, I am not able to accept all of theories and therapies which are newly developed. Likewise Mr. Lee said, the medical science is for saving all the people not for few people. The cupping treatment is simple.

Currently, authorized oriental doctor more than 20,000 are using the cupping treatment which passed down from our ancestors. It will never find this phenomenon over the world. In the bore of emperor 'Hawngje-naekyeong' it indicated that the first cradle of cupping treatment is from Korean peninsula when you see the phrase like people where live in eastern country surrounded by water on three sides. eliminating the bubble by arrowhead made by stone when people are suffered from skin ailment. Therefore, our country is the country from which cupping treatment has originated.

The treatment is for all of the people in Korea and a precious cultural heritage which can diffuse over the world.

The cupping & Healing will give a present of recovery to patients as making the world without permanent terminal disease even though there is incurable illness.

3. What is cupping & Healing?-2

A core of modern medical science and science is in the gene.

In the gene on human, it contains all necessary information for life conservation.

In 20 century, people thought diseases might be cured and predictable when it knows genes which the structure of DNA has been discovered by James Watson and Francis Crick. However, the consequences are disappointed. The genome project completed in 2003, the gene was not a definitive factor for diseases but was limited conditions. Namely, cancers are not occurred by gene but the probability is higher in terms of occurrence. To make up with the result, the epigenesist genetics were appeared. A disease on the genetic map can be occurred by acquired factor in terms of epigenesist genetics and it might be rather cured by regimen. A gene is existed in the nucleus of cell. A nucleus of cell is surrounded by protoplasm. The protoplasm is influenced by blood surrounded by cell. Then, a purity of blood depends on the food we eat, status of mind and

05 부록 영문요약

the environment. Therefore, the occurrence of disease gene can be controlled by eating clear food which eliminates the dirty. In other words, a program for toxin elimination can controlled the gene occurrence and the disease can be cured and preventive. When the science is not reached to the current level, ancient medicine, Ayurveda medicine and oriental medicine was treated by superstition but the science was not able to disprove it. Similarly, an influence of toxin elimination on the birth, old age, sickness, and death, the four phases of life is enormous beyond the science influence. There is mechanism on toxin elimination.

Mechanism 1

It is a process of toxin elimination by cupping treatment, fasting, and thermotherapy so on. the toxin attached in the body is removed from histocyte which enables to emit outside by feces, sweat gland, pore and nausea.

Mechanism 2

All of toxin is not emitted by mechanism 1. Some of toxin is circulated through the blood flow which will be changed water solubility molecule by enzymatic reaction and those changed toxin is became to urine after screening from kidney. Therefore, a program of toxin elimination must be considered the deintoxication of kidney. For the smooth function of kidney, antioxidants, minerals, vitamin and energy are essential.

Dynamics and harmony between mechanism 1 and 2 are the core of this program. Based on the mechanisms, you will know how excellent treatment it is, which combines with the diet with brown rice.

As for reference,

When the cupping & Healing is implemented, you may sometimes see the figure of liver is temporarily risen. The reason for that lot of waste is driven by cupping as some of waste is emitted through the sweat gland and some of them are detoxified as going into the liver through capillary. The implication of this sign is that lot of waste has been accumulatedin the body and the detoxification function of liver is weaker than others. If the waste is not eliminated from the body, it is natural that cancer, Parkinsonism, angina, diabetes, and disease on the blood vessel of brain are occurred. You will be help if you take a full rest and eat fruits with full of minerals and vitamins, vegetables and nut products which will be back to you in normal life.

일문요약
日文要約

吸腺治癒療法とは?

　吸腺とは汗腺を吸着するという意味、治癒とは病気の症状を一時的に緩和させるだけではなく、その原因を除去するための自然治癒力を復元させ病気を治すという意味です。

　吸腺治癒療法は、人体に200万個以上ある汗腺に吸腺器(吸い玉)を吸着し、汗腺の持つ老廃物排泄機能を活性化させ、汗腺を通して老廃物を排出し体内の病気の原因である毒素を除去し健康な状態に戻すという韓国の伝統民族医学的な方法です。きれいな水は気泡ができませんが、汚染した水は気泡ができ廃棄ガスが出るように、私たちの体も数十年間、溜まった老廃物が腐敗し、これが原因となって癌や,関節炎,難病,成人病などが発生するのです。吸腺器(吸い玉)を40～60分吸着すると問題ある部位に水疱ができ水疱を潰すことで、その通路から各種の老廃物が排出され自然治癒作用を促すというのが吸腺治癒療法原理です。

　すなわち病気は部分的ではなく体の全体的な気血の混濁であり、病気の原因である毒素自体を除去しなければ完全な治癒はなされないということです。これまでの医学は病気を細分化し過ぎて枝だけを見て全体を見逃してきたと言えます。糖尿病や高血圧、狭心症に

罹れば一生薬を飲み続けるしか方法がありませんでした。陰陽の平衡状態を維持し、薬を服用しなくても健康を維持できる状態にまでなってはじめて病気を完治したということができます。今までの医学は病気に罹ればその症状だけを取り除くことが中心でした。

例えば高血圧, 糖尿病, 甲状腺疾患に罹れば薬を服用し、症状を軽減させ検査の異常数値を正常に戻すだけで, これらは薬による現象であり病気を治そうとする自分自身の体の作用とは全く関係のないということが問題です。むしろ体が薬に依存することに適応して元来自分自身の持っている自然治癒力まで失ってしまっているのです。そのため一生涯薬を飲み続けなければなりません。また薬の副作用のため出てくる症状のためまた薬を飲むようになります。気が付くと手のひらいっぱいの薬を飲んでいる自分に驚きます。

科学と医学は発達しているにもかかわらず、むしろ病気は増え続けており、実際の治療率は 10~20%だといわれています。

患者はそれを皮膚で感じていると思います。西洋医学の始祖的存在であるヒポクラテスも「わたしの中にある医者が治せない病気はどんな医者も治せない。」と言っています。

自然治癒力が必要であり, プラス処方が必要なのではなく、むしろ不必要なものを取り除く処方が必要なのです。

現代の病気は過剰が原因です。環境汚染も過多消費の結果です。過食、過労, ストレスなどはすべて過剰からくるもです。これまでの治療法は、「体によい」ものを体に取り入れる「足し算」の治療法でした。しかし、体内に毒素がいっぱい蓄積していては、その効果を発揮できません。いまこそ現代人にはマイナスの治療が必要な

05 부록 일문요약

のです。

　過剰は(+)で自然は(-)です。断食や瞑想、自然療法、カッピング療法が東西を問わずセンセーションを起こしているのも、利にかなったことかも知れません。特にカッピングは人類歴史の始まった時代からあった医術であり、現代医学においては最後の医学であると言えます。

　吸腺治癒療法は吸腺器(吸い玉)を長時間吸着させると、問題のある部分から水疱ができ、その水疱を潰すと通路をつくり、その通路を通して各種の老廃物を排出させ自然治癒作用を通して病気を治癒させるという原理です。施術者には誠心誠意をこめて患者を治療するという心構えが必要です。

吸腺治癒療法は古代カッピング療法が起源です。

　西洋では紀元前ヒポクラテス以前から使われており、東洋では太古の皇帝内径時代から現代に至るまで使われています。このように今まで受け継がれてきたということはカッピング療法が大衆的であり効果的であるということを裏づけています。しかし、これまでのカッピング療法は使い方にいくつかの問題がありました。

1. 病気の原因に対する深洞察が欠如しているという点です。

　今日に至るまでカッピング療法に関連しての研究が継続してなされていたとしたら、現在において難病の治療がなされていたかも知れません。現在の医療に対してのもどかしさを感じている患者達が

制度圏外の医療を求めていることに対して、私たち医療人の自省が必要です。

昨今の深川瀉血療法、発疱療法、お灸、手指鍼などが一時はブームを起こしたが、治療を受けていた患者の死亡や副作用などで問題となり下火となってしまったのはまさに病気の原因と人体の内面について深い洞察がなされていなかったためであると考えられます。

吸腺治癒療法では病気の原因は人体の表面だけではなく体の奥深く内在している『毒素』であるみています。

2．2つめは効果に対する点です。

原理と方法が正しいならば必ず副作用なく効果が現れなくてはなりません。

これまでの乾湿カッピング療法である方法はリュウマチ，腹痛，胃痛，消化不良，頭痛，高血圧，風邪，咳嗽，月経痛，瘡瘍の初期などに使われてきました。実際に臨床で使われている範囲も表面的な筋肉痛や捻挫などが大部分です。狭心症やアレルギー心筋梗塞，脊椎側彎症，椎間板ヘルニア，パーキンソン病などの成人病、難病に対する言及はありません。

現在まで吸腺治癒療法を適応した数千人の患者たちが病気から、薬から解放され家族とともにまた職場で、社会へと復帰しています。

3．医学が大衆的であるかどうかです。

多くの韓方医たちが尊敬している東武・李濟馬先生も『東醫壽世保元』思想である弁証論にいたるまでその重要さを語っています。

完成度が高いほど簡潔です。簡潔だということは簡単だということです。韓方医も患者も簡単に理解でき使用可能であるということです。

現在新しい多くの理論が医学的方法があふれていますが、これらをすべて理解し受容しているわけではありません。

李濟馬先生の言葉のように医学は万民を助けるためのものであり、少数のためのものではありません。吸腺治癒療法は簡潔です。

現在国家が公認する韓方医は2万名以上が先祖から伝承されたこのカッピング療法を使っています。世界のどの国にも見られない現象です。韓医学の最古経典である『黄帝内經』にも「東側に住んでい人々は3面が海に囲まれていて...皮膚疾患に罹れば患部を潰して除去したのだがこれが中原へ伝来された」と書かれています。カッピングの最初の発生地が韓国であることを裏ずけています。

吸腺治癒暸法は、大韓民国のすべての国民の医学として今後全世界に広げられる文化遺産です。「難病はあっても治らない病気はない世界！」を作り多くの患者に快癒をもたらすことでしょう。

참고문헌

강봉천, 흡각요법, 부산, 우리문화, 2009
권오현, 부항시술 후 나타난 색소반응에 따른 혈액성분 분석, 대구대학교 석사학위논문, 2002, pp30-34
기준성, 동의부항건강법, 서울, 중앙생활사, 2007, pp1-50
김양중, 부항요법의 압력특성에 관한 실험적 연구, 원광대학교 박사학위논문, 2008, pp13-16
김현숙, 건부항요법이 어깨통증 경감과 견관절 ROM 변화에 미치는 영향, 건국대학교 석사학위논문, 2009, pp11
니나 베이커, 우리가족 독소주의보, 서울, 아주 좋은 날, 2009
니와 유키에, 난치병을 완치하는 대체의학, 서울, 지성문화사, 2004, pp276-281
댄 뷰트너, 세계장수마을 블루존, 경기, 삼림출판사, 2009
데이비드 프롤리, 수바슈라나데, 자연의학 아유르베다
레이몽, 독소, 서울, 랜덤하우스, 2008
매구노 아키노부, 흡각요법, 동경, 자연사, 1969, pp87-116
미내사, 지금여기 16-3, 서울, 2011, pp41-43
박난회, 심천사혈요법, 충남, 심천출판사, 2003, pp3-250
박시진, 어혈의 자가진단을 통한 암환자의 어혈증상에 관한 연구, 조선대학교 석사학위논문, 2008, pp6-11
보스빈켈, 생체광자와 생체광자학, 서울, 지금여기 16-3(Vol.93)

05 부록 참고문헌

백상호, 인체해부학, 서울, 대한간호협회출판부, 1970, pp159, 236
서재홍, 부항치료 시 생성하는 부항 발포액 성분 분석에 관한 연구, 조선대학교 석사학위논문, 2005, pp9, 10, 23-27
서재홍, 부항치료 시 생성하는 부항발포액 성분분석에 관한 연구, 조선대학교대학원, 2005, pp11-29
손도리나, 건부항요법이 간호사의 견통과 피로도에 미치는 영향, 동의대학교 석사학위논문, 2010, pp12
손대용 외, 급성 좌섬요통 환자에 대한 습식 부항요법과 건식 부항요법의 비교, 한방재활의학과학회지, 2003;13, pp59
손영석, 사상약물방제대전, 대전, 주)뉴메디컴 전통의학연구소, 2003
신야 히로미, 건강과 젊음을 되찾는 생활 속 독소배출법, 서울, 도서출판 전나무 숲, 2010
안덕균, 한국본초도감, 교학사, 서울, 1998
안덕균, 본초도감, 교학사, 서울, 1998
알렉산더 로이드, 벤 존슨 힐링 코드, 시공사, 서울, 2011
연세대학교 의학사연구소, 한의학 식민지를 앓다, 아카넷 서울, 2008
오홍순, 발포부항하는 여자, 행림서원, 서울, 2007
유희경, 건부항요법이 교사의 요부 ROM과 안면 밝기에 미치는 영향, 건국대학교 석사학위논문, 2010, pp10-11
이병이, 부항요법에 대한 문헌고찰 및 부항시술 현황조사, 원광대학교 석사학위논문, 2007, pp25-28
이상환, 습부항요법이 요통부위 체표온도 변화에 미치는 영향, 대전대학교 석사학위논문, 2007, pp46-48
이현기, 흡각요법강론, 부산, 우리문화, 2007

임준규, 박성일, 한방병증과 임상병리학, 정문각, 서울, 1993
임준규, 부항요법이 건강한 성인 남자에게 미치는 혈액상에 관한 연구, 경희대학교 석사학위논문, 1976, pp8
임준규 외, 동의물리요법과학, 서울, 고문사, 1986, pp43-56
임재덕, 부항요법의 약사 및 시술기법에 대한 연구, 대전대학교한의학연구소, 4(94'-2), pp 297-306
장두석, 사람을 살리는 단식, 서울, 정신세계사, 2005, pp25-119
장량두오, 독소배출, 태웅출판사, 서울, 2009
제인 스크르브너, 내 몸의 독소를 씻어내는 물, 팜파스, 2007
최현주, 부항요법의 반상출혈에 의한 세포성 면역반응 억제 효과, 원광대학교 박사학위논문, 2004, pp18-19
황성수, 현미밥채식, 페가수스, 남양주시, 2009
황성주, 홍성길, 생식으로 못 다루는 병은 없나, 정림출판, 서울, 2011
클린턴오버, 마틴 주커, 스티븐 T 시나트라, 어싱, 히어나누스스템, 서울, 2011
프레데릭 살드만, 내몸 대청소, 김영사, 파주, 2009
David R. Goldmann, Complete Home Medical Guide, Dk Publishing, New York, 2003

독소 및 질환별 사진

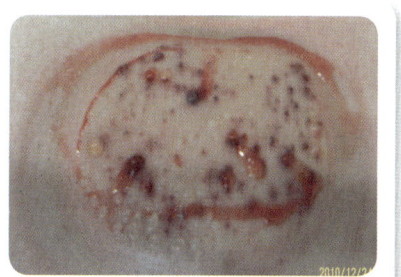
독소 1

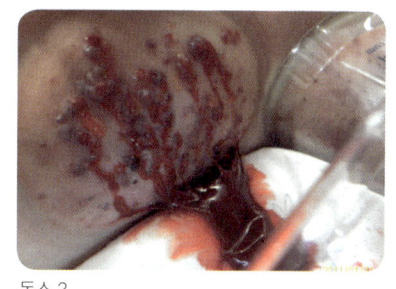
독소 2

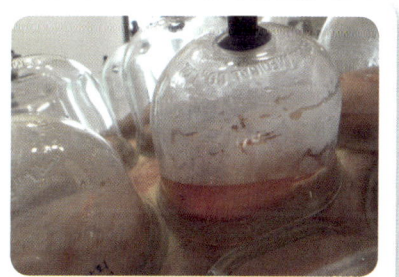
독소 3

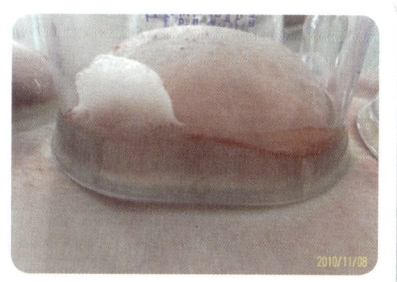
독소 4

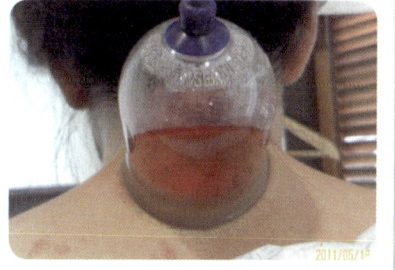
독소 5

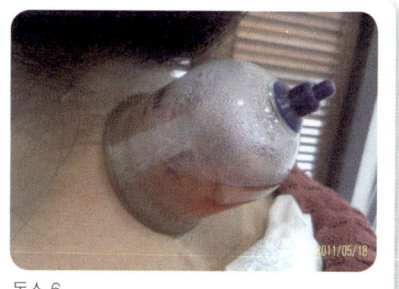
독소 6

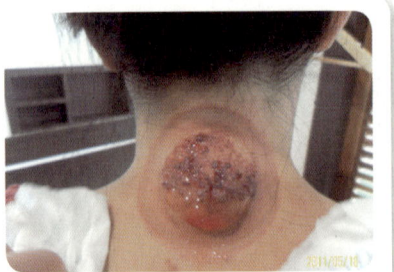

독소 7

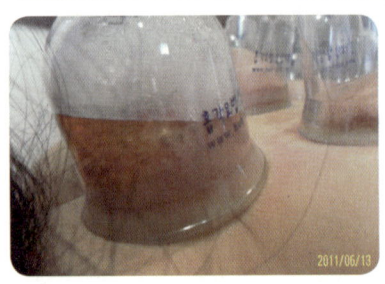

독소 8

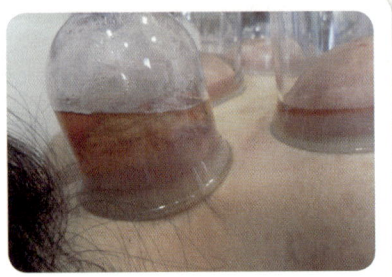

독소 9

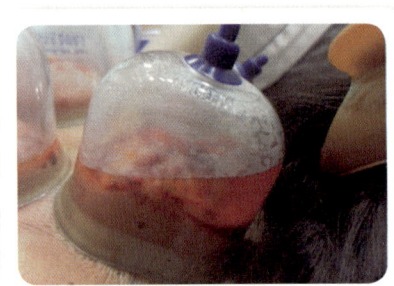

독소 10

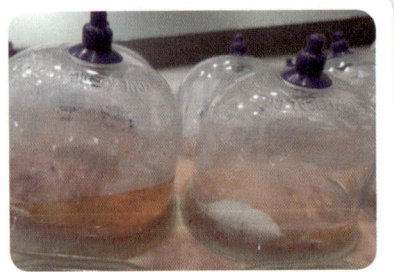

독소 11

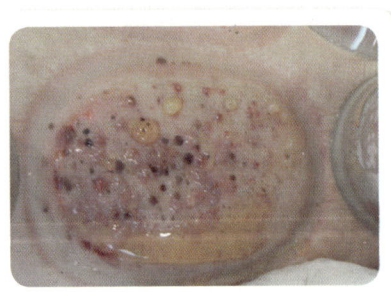

독소 12

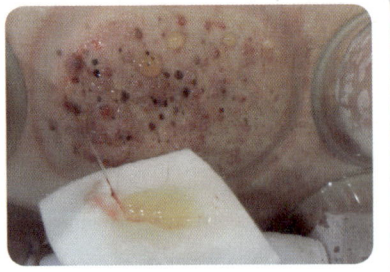

독소 13

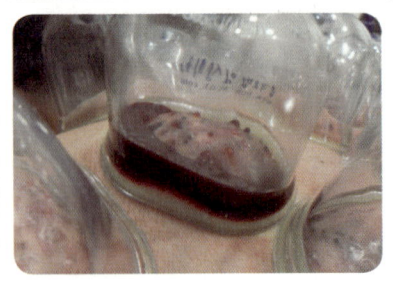

독소 14

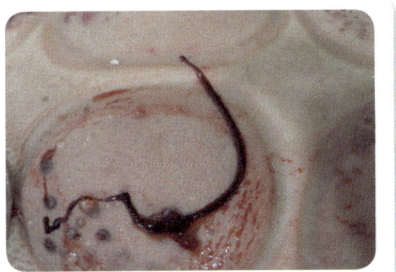
독소 15

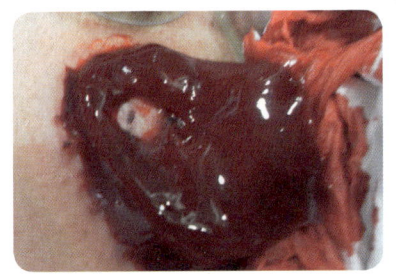
독소 16

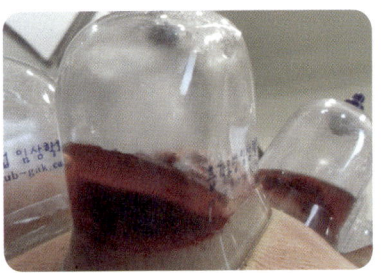
독소 17

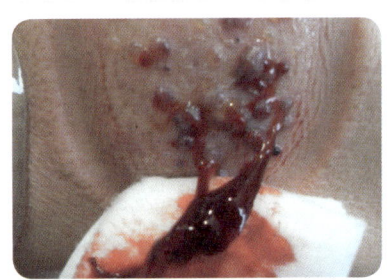
독소 18

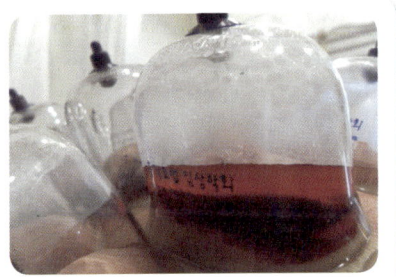
독소 19

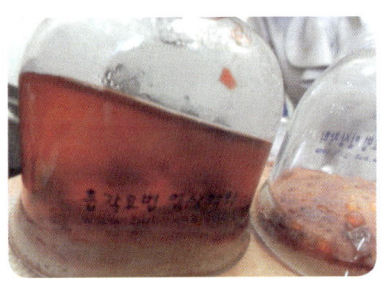
독소 20

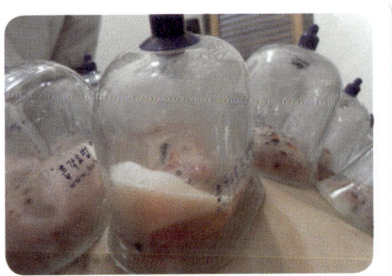
독소 21

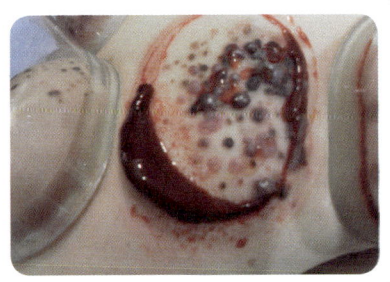
독소 22

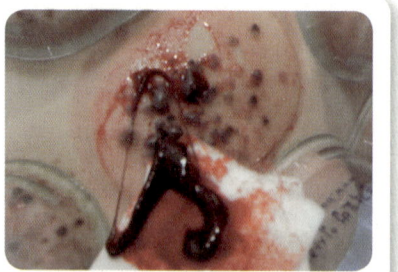
독소 23

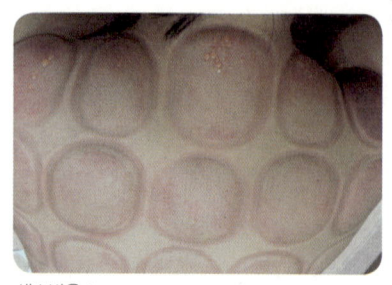
색소반응 1

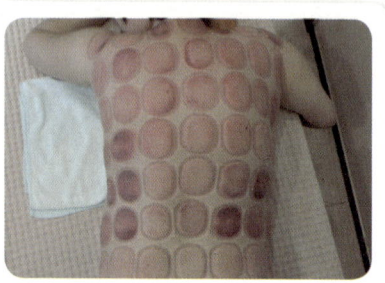
색소반응 2

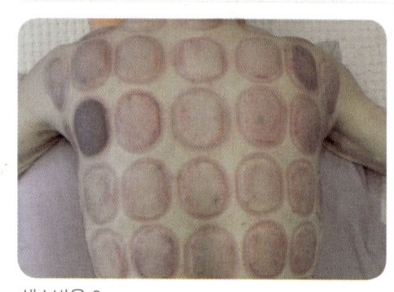
색소반응 3

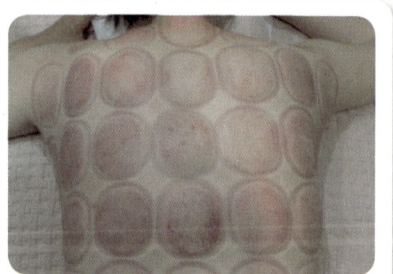
수포반응 1

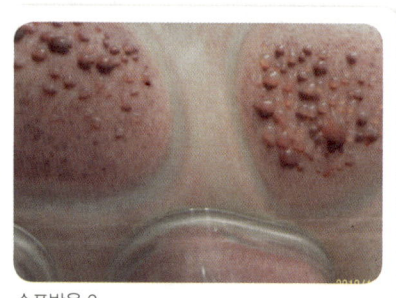
수포반응 2

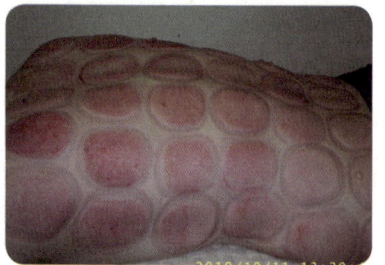
수포반응 3

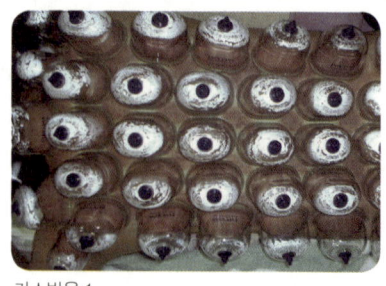
가스반응 1

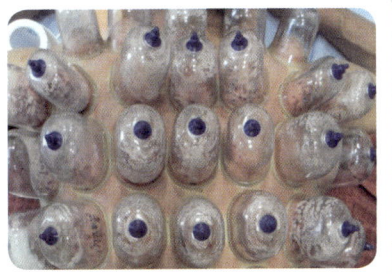
가스반응 2

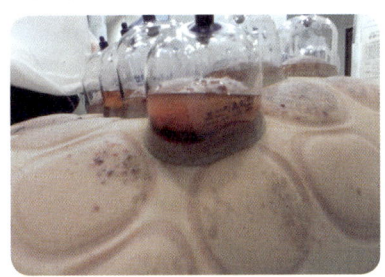
간암 1

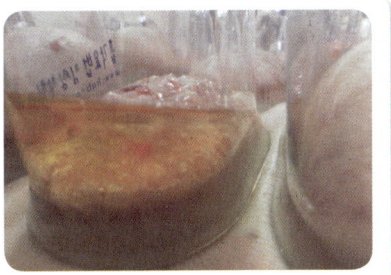
간암 2

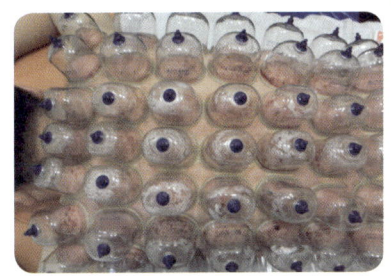
간암 3

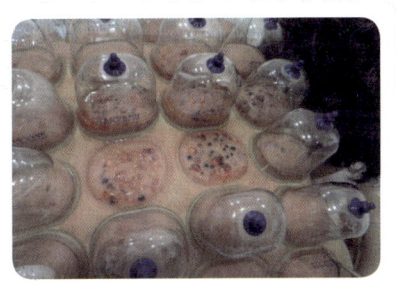
갑상선암

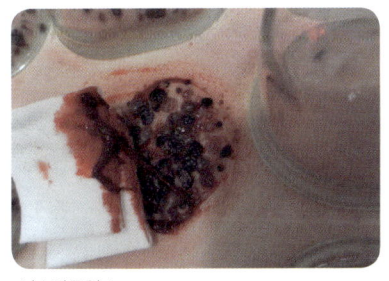
뇌수막종양 1

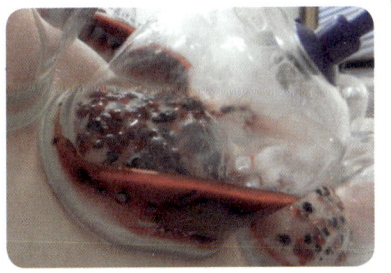
뇌수막종양 2

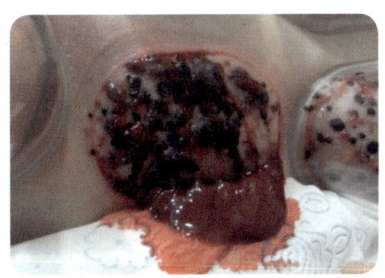
뇌수막종양 3

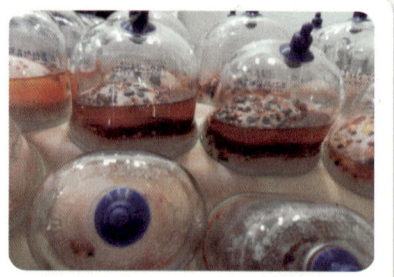
뇌수막종양 4

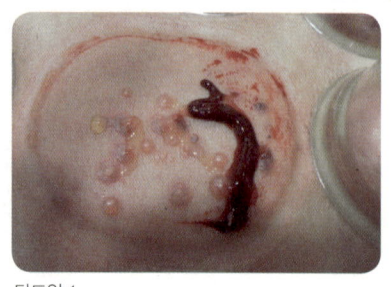
담도암 1

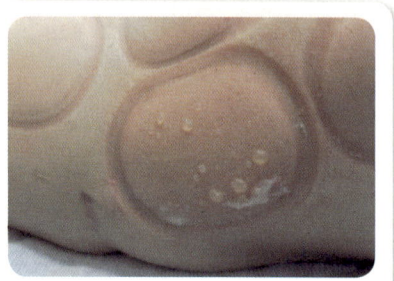
담도암 2

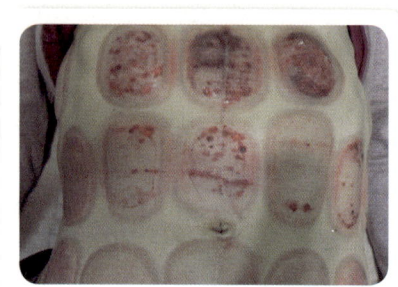
위·대장암 1

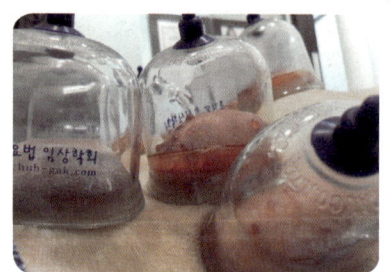
위·대장암 2

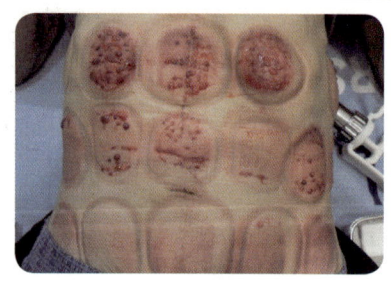
위·대장암 3

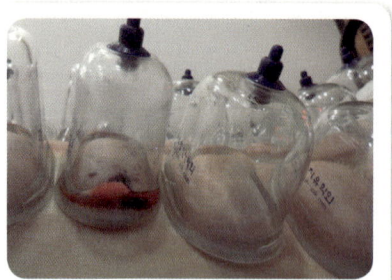
임파선암 1

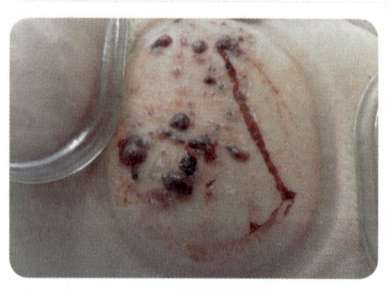
임파선암 2

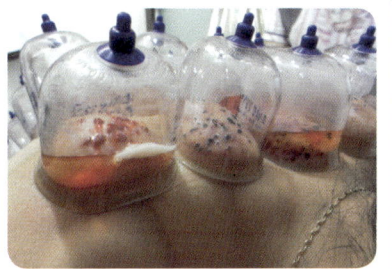
턱관절 장애 1

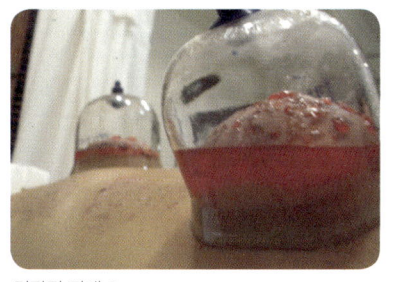
턱관절 장애 2

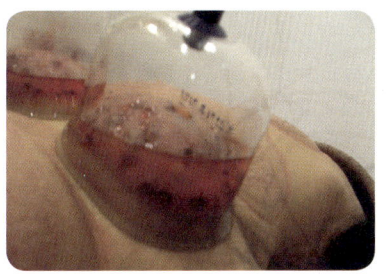
턱관절 장애 3

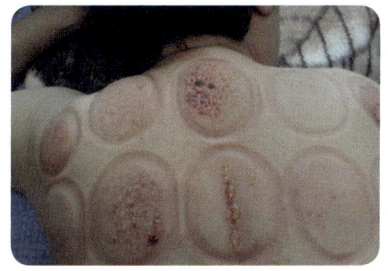
파킨슨병